아토피, 관절염, 당뇨병, 암까지
각종 질병을 쏙 빼내는 기적의 건강 목욕법

효소욕이
내 몸을 살린다

오카자키 타모츠 지음 I 동화스님 감수 I 정직상 옮김

HANEON.COM

아토피, 관절염, 당뇨병, 암까지 각종 질병을 쏙 빼내는 기적의 건강 목욕법

효소욕이 내 몸을 살린다

펴   냄   2007년 9월 1일 1판 1쇄 박음 • 2012년 10월 25일 1판 2쇄 펴냄

지 은 이   오카자키 타모츠

옮 긴 이   정직상

감 수 자   동화스님

펴 낸 이   김철종

펴 낸 곳   (주)한언

　　　　　등록번호 제1-128호 / 등록일자 1983. 9. 30

주   소   서울시 마포구 신수동 63-14 구 프라자 6층(우 121-854)

　　　　　TEL. 02-701-6616(대) / FAX. 02-701-4449

책임편집   임경란

디 자 인   양진규

홈페이지   www.haneon.com

e-mail   haneon@haneon.com

　　　　　이 책의 무단전재 및 복제를 금합니다.

　　　　　잘못 만들어진 책은 구입하신 서점에서 바꾸어 드립니다.

　　　　　ISBN 978-89-5596-439-4 03510

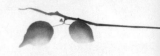

아토피, 관절염, 당뇨병, 암까지
각종 질병을 쏙 빼내는 기적의 건강 목욕법

효소욕이
내 몸을 살린다

온 몸을 맑게 하는

효소욕을 경험해 보십시오

———— 에게

———— 로부터

당신은 아마 이런 생각을 하며 이 책을 펴들었을 것이다.

'내 몸이 왜 이러지? 예전 같지 않아. 건강해지는 무슨 방법이 없을까? 병원에 갈 정도는 아닌데….'

건강에 별 신경 쓰지 않아도 탄탄하게 잘 굴러가던 몸이 이제는 웬일인지 말을 듣지 않는다. 마흔이 넘은 나이 때문일까? 하지만 마흔이란 나이는 그렇게 위험한 때는 아직 아닌데 말이다.

물론이다. 중년은 더 이상 노년으로 건너가는 문턱이 아니다. 이제 중년은 제 2의 인생을 살기 위해 도약하는 시기다. 그래서 요즘의 중년은 나이보다 젊어 보이고, 나이보다 건강하길 원한다. 이제 남성들도 화장품을 바르고 청바지를 입으며 여가를 즐긴다. 그렇게 활기차게 인생을 즐기고 싶은 것이 모든 중년의 바람일 것이다.

하지만 그렇게 노력하면서도 중년의 나이에 청년의 건강과 외모를 갖기는 쉽지 않다. 땀을 뻘뻘 흘리면서 런닝 머신을 뛸 때 '아, 나이는 못 속여' 하고 중얼거릴지 모른다.

왜 내 몸은 이렇게 되어버린 것일까? 뭐가 문제인 걸까? 술을 많이 마셔서? 담배를 많이 피워서? 고기를 많이 먹어서?

물론 이런 것들도 이유가 될 수 있지만 가장 핵심적인 것은 바로 몸에서 빠져나가야 할 노폐물과 독소들이 제대로 빠져나가지 못하고 몸속에 쌓여 있기 때문이다.

자동차를 떠올리면 이것이 금방 이해가 될 것이다. 새 차일 때는 광이 나고 쌩쌩 잘도 달리지만 1년, 2년이 지나면 여기저기에서 이상 신호를 보낸다. 엔진소리라든지, 떨림이라든지 눈에 확 띄진 않지만 분명히 신호는 있다. 그것은 여러 가지 이유가 있겠지만 대부분 제대로 청소를 하지 않아 기름찌꺼기, 먼지 등이 쌓여서 자동차 부품들이 제 기능을 하지 못하기 때문이다. 보닛을 열어본 적이 있다면 내 말이 이해가 될 것이다.

그것을 잘 알아차려서 그때그때 수리하고 관리해 주면 그 차는 안전하게, 오래 달 수 있다. 하지만 아무리 고급차라 하더라도 그런 신호를 무시하고 마구 달리다보면 그 차는 더 이상 탈 수가 없게 된다.

사람 몸도 마찬가지이다. 우리는 날마다 소금, 설탕, 트랜스지방 등을 몸이 해결할 수 있는 이상으로 먹는다. 그래도 그런 것들의 찌꺼기가 쌓이기 전이라면 바로 건강에 문제가 나타나지 않아 문제가 있음을 잘 알지 못한다. 하지만 생각해 보라. 내 몸속에 음식물쓰레기 같이 냄새나고 더러운 노폐물이 쌓여 있다고 말이다.

그리고 물론 이런 노폐물은 우리 몸 여기저기를 공격한다. 그 노폐물이 내뿜는 가스와 독소 때문에 얼굴은 노랗게 뜨고 피부는 힘을 잃고 주름이 잡힌다. 위와 장은 상처를 입고 간은 비대해진다. 핏줄에는 찌꺼기가 쌓여 좁아지고 혈액은 끈적끈적해져 언제 터질지 모르는 지경에 이르는 것이다.

갑자기 소름이 돋고 무서워지지 않는가? 아마 한시라도 빨리 내버리고 싶을 것이다. 운동을 해야 하나? 보약을 먹어야 하나? 병원에서 수술을 해야 하나?

이런 것들보다 확실하게 노폐물을 없애는 방법이 있다. 바로 이 책에서 소개할 효소욕이다. 효소욕이란 발효된 쌀겨로 찜질을 하는 것이다. 물론 일반적인 찜질과는 다르다. 위와 장에서 음식물을 분해하고 간에서 독소를 해독하고 피부를 재생하는 효소를 직접 이용하는 것이다.

이 책은 효소욕으로 효과를 본 실제 사례와 함께 효소가 무엇인지, 어떤 작용을 하는지 알려줄 것이다. 효소욕에 대한 기초지식과 경험자의 이야기를 통해 효소와 효소욕에 관해 관심을 가질 수 있게 되면 좋겠다.

차
례

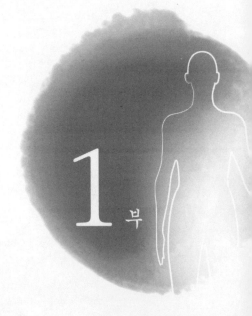

1부

효소욕을
알게 된 것은 행운이다!

지금 당신의 몸은 어떠한가? 자신이 건강하다고 생각하는 사람이라면 지금의 상태를 계속 유지하고 싶을 것이고, 몸의 어느 부분에 이상이 있는 사람이라면 건강하게 만들고 싶을 것이다.

이제는 어느 정도 사회적으로 안정적인 위치에 올라 있는 당신, 한 가족을 부양하는 당신은 지금까지 숨 가쁘게 살아왔다. 그런데 어느 날, 당신은 감기로 병원을 찾았다가 의사로부터 청천벽력 같은 진단을 받는다. 당신은 절망한다. 그리고 억울하다. 가족들이 걱정하고 고민한다. 드라마 극본대로 한다면 당신은 병원에 입원하여 갖은 고생 끝에 건강을 되찾고 새로운 삶을 시작한다. 물론 해피엔드의 설정일 경우에만 말이다.

그런데 인생은 한 편의 드라마보다 더욱 가혹하다. 드라마의 주인공은 작가의 의지대로 병원에 가면 나을 수 있지만 현실에서는 병원에 간다고 해서 반드시 낫는 것은 아니다. 몇 번은 다른 병원을 전전하다가 결국 포기할 지경에 이르기도 한다. 그 다음엔 어떻게 할 것인가? 혹시 병원에 가서도 낫지 않을 경우를 생각해 보았는가?

지금까지 당신은 자신의 몸을 위해 많은 투자를 아끼지 않았다. 하지만 당신은 몸에 투자를 한 것이 아니라 병원에 투자를 한 셈이다. 왜냐하면 당신의 몸은 그다지 나아지지 않았기 때문이다. 이제는 늘 그래왔던 것처럼 자신의 몸을 병원에만 의지한다는 것은 너무 무책임한 생각이다. 당신의 몸은 사회생활에서 망가지고 있지만 사회 어디서도 당신의 몸을 책임져 주지 않는다. 이제는 스스로 자신의 몸을 돌보아야 할 때이다.

다행히 우리는 인터넷과 매체에 정보가 넘쳐나는 정보화시대에 살고 있다. 이제는 당신이 원하는 정보를 어디에서나 구할 수 있다. 당신은 건강을 되찾고 싶은 욕구 때문에 이 책을 펼쳤을 것이다. 그렇다면 다시 한 번 다음의 것들을 고민해보라!

- 당신의 몸, 어느 곳이 이상한가?
- 당신은 왜 효소욕에 관심을 가지는가?
- 당신이 효소욕에 기대하는 것은 무엇인가?

효소욕은 몸의 모든 순환을 순조롭게 하여 건강한 몸을 만들어줄 수 있는 좋은 방법이다. 효소욕은 일반 찜질과 달리 인공적인 열이 아닌 미생물을 이용한 발효의 열을 이용한다. 인공적으로 만든 전기열은 피부 깊숙이 그 열을 전달하지 못하지만 발효열은 피부뿐 아니라 몸 속 내부까지 열을 골고루 전하여 혈액순환을 돕기 때문에 궁극적으로 몸의 모든 장기가 원활히 활동할 수 있는 건강을 찾아 준다.

하지만 효소욕이 이렇게 좋은 것이라도 정확한 목적과 목표가 없이 이용하는 사람에게는 그 진정한 효과를 기대할 수 없다. 이 책은 믿음을 가지고 효소욕에 임하는 사람들을 위해 씌어졌다. 앞으로 전개될 효소욕에 대한 사례와 정보들을 읽으면 효소욕에 대해 몰랐던 사람들도 효소욕을 하고 싶어질 것이다. 한 장 한 장 넘길 때마다 위의 세 가지 질문에 대한 스스로의 대답을 항상 기억하라! 그리고 효소욕에 임할 마음의 준비를 하라! 당신의 몸은 이미 '효소욕'을 원하고 있을지도 모른다.

2장

효소욕으로
아토피를 완치하다

효소욕 덕분에 기나긴 아토피와의 전쟁에서 이길 수 있었어요.

정상미(44세) 충남 천안시

나와 남편은 결혼하고 나서 전셋집을 전전했다. 그래서 작지만 깨끗한 우리 가족만의 집을 꿈꿔왔다. 아이를 갖는 계획도 뒤로 미루고 열심히 일을 했고, 갖은 고생 끝에 작은 아파트를 계약할 수 있었다. 아이도 가졌다. 그리고 아이가 5살 정도 되었을 무렵 꿈에 그리던 새 집으로 이사를 왔다. 우리 부부는 깨끗하고 아늑한 새집을 둘러보며 뿌듯했다. 그리고 아이가 이제 새집에서 무럭무럭 커갈 생각을 하니 그만큼 행복한 일도 없었다.

🖌 아이에게 나타난 이상한 증상

그런데 이사 오고 얼마 지나지 않아 깨끗하던 아이 피부에 오돌토돌 좁쌀 같은 것이 올라오기 시작했다. 처음에는 무엇인가 했는데 아이가 밤새 잠을 못자고 긁어대면서 너무 괴로워하는 것이었다. 너무나 놀라서 병원을 찾았다. 하지만 의사도 의아해했다.

"글쎄요, 아마 알레르기 반응 같은데…. 정확한 이유는 찾을 수가 없네요. 일단 아이가 너무 힘들어하니 증상을 가라앉히는 약을 드릴게요."

그러면서 피부염증을 가라앉히는 스테로이드계의 약을 처방하면서 주의를 줬다.

"호르몬계의 약은 오래 먹으면 절대 좋지 않습니다. 몸에서 자체적으로 호르몬을 만들지 않게 되거든요. 일단 처방약으로 드릴 테니 적절히 조절하도록 하세요."

그 말을 듣고 순간 겁이 덜컥 났다. 하지만 다른 방법이 없다는 말뿐이었다. 착잡한 심정으로 병원 문을 나섰다. 혹시나 싶어 다른 병원을 찾았으나 그 곳 의사들도 한결같은 말만 할 뿐이었다. 아이의 증상은 더 심해졌다. 아이는 참기 어려워 피가 나도록 살갗을 긁어서 피부에는 덕지덕지 딱지가 생겼다. 그것이 채 아물기도 전에 또

긁어대고 문지르고 하다 보니 아이의 피부는 마치 나무껍질같이 거칠고 갈라지고 딱딱해져버렸다. 하지만 특별한 방법이 없었기 때문에 너무 심해졌다 싶으면 병원에서 처방해준 약을 먹일 수밖에 없었다. 그러면 잠시 증상이 가라앉기는 했으나 곧 다시 발작하고는 했다. 엄마가 되어 아이가 아파하는 것을 그냥 보고만 있자니 정말 괴로웠다.

"엄마, 너무 가려워서 못 잤어."
"긁어도, 긁어도 가려워. 왜 이렇게 가려운거야?"

그때마다 아이를 안고 달랬지만 사실은 내가 더 울고 싶었다. 아무런 대책도 못 세우고 그렇게 5~6년이 지나자 그 때부터 '새집증후군'이라는 용어가 등장했다. '새집증후군'이란 집이나 건물을 새로 지을 때 사용하는 건축자재나 벽지 등에서 나오는 유해물질로 인해 거주자들이 느끼는 건강상 문제 및 불쾌감을 이르는 말이다. 그동안 아이를 괴롭혔던 것은 집을 지을 때 발생한 발암물질과 건축자재에서 나오는 화확성분 물질이었던 것이다. 그것들이 밖으로 나가지 못하고 집안에서 맴돌게 되면 사람에게 좋지 않은 영향을 끼치고 어린 아이들에게는 아토피라는 피부병을 불러일으킬 수 있는 것이다. 병원에서도 아이의 피부병을 '아토피'라고 새롭게 진단을 내리고 여러 가지 지켜야 할 수칙을 일러주었다. 그러나 한창 활동적이고 호기심 많은 10살의 아이에게는 감당하기 힘든 것들뿐이었다.

"나가서 친구들이랑 축구하고 싶어. 왜 못 놀게 해?"

"과자 한 개만 먹을게, 응?"

"나도 강아지 키우고 싶어, 강아지 키우게 해줘!"

그때마다 아이를 달래고 설득하느라 나도, 아이도 지쳐갔다.

처음 경험하는 효소욕

　그렇게 하루하루 전쟁을 치러나가던 아이가 12살이 되던 해, 어느
날 효소욕에 대해서 알게 되었다. 집 근처에 효소욕장이 생긴 것이
다. 효소욕을 하면 피부 이상에 대해서는 확실한 효과를 볼 수 있다
는 말에 귀가 쫑긋해졌다. 하지만 아토피라는 것은 워낙 작은 자극
으로도 크게 문제가 될 수 있기 때문에 섣불리 할 용기는 나지 않았
다. 어떻게 할까 망설이는 중에 성인 아토피로 고생하던 이웃의 한
아저씨가 효소욕을 하고 와서는 한결 나아졌다고 한 번 해보는 게
좋겠다고 하였다. 그 말에 어차피 아이는 나빠질대로 나빠져 있는
최악의 상황이었으므로 '그래, 한번 해보자' 하는 생각이 들었다.
사실 이제는 지푸라기라도 잡고 싶은 심정이었다.

　아이 손을 붙잡고 효소욕 하는 곳을 찾았다. 보통 침대보다 크다
싶은 크기의 사각형 나무 욕조에 거무스름한 발효된 쌀겨가 가득 담
겨 있었다. 손을 넣어보니 온도가 상당히 높았다. 걱정이 되었다. 아

이는 그렇잖아도 간지럽고 아픈 피부 때문에 뜨거운 것을 별로 좋아하지 않았기 때문이다. 역시나 처음에 뜨거운 통에 들어가는 것부터 어려웠다. 아이는 발을 살짝 넣어보더니 뜨겁다며 질겁을 했다. 다시 들어가려 하지 않아서 일단 그 날은 그냥 집으로 돌아왔다.

다음날, 다시 데려가려 했더니 아이는 싫다며 발버둥을 쳤다. 울며불며 하는 아이를 억지로 끌고 다시 효소욕장을 찾았다. 그리고 통 속에 들어가지 않으려고 발을 빼는 아이를 붙잡고 마지막으로 달래보았다.

"평희야, 너 친구들하고 축구하고 싶다고 했지? 밤마다 가려운 것도 싫지? 햄버거랑 피자도 먹고 싶잖아. 조금만 참아봐. 평희 뜨거운 거 싫어하는 거 알아. 그래도 이거 좀만 참으면 평희가 하고 싶은 거 다 할 수 있대. 한 번만 해보자, 응?"

"엄마, 정말로 밖에 나가서 친구들이랑 놀 수 있어?"

나는 속으로 '하나님, 감사합니다!' 하고 외치면서 아무런 말없이 고개를 끄덕였다. 아이와 함께 다시 효소욕 통 앞에 섰다. 아이는 조심스럽게 발을 넣어보고 천천히 앉았다. 아이는 피부가 따가운지 얼굴을 찡그리면서도 아예 눈을 감고 참고 있었다. 도우미가 들어와 아이 몸이 완전히 쌀겨에 묻히도록 쌀겨를 고루 덮어 주었다. 일단 아이가 효소욕 통에 들어가는 일은 성공했다. 이 날은 5분 정도 효소욕을 했다. 나는 아이에게 잘 참았다고 칭찬해 주었다. 피부가 아픈지 통에서 나오는 아이의 눈가에는 눈물이 맺혀 있었다. 난 일부러 못 본 척 했다. 며칠 뒤엔 통 속에 더 오래 있는 것을 목표로 삼았다.

"평희야, 오늘은 10분이다! 엄마랑 약속했어!"

아이는 세 번째 날도 잘 참아 주었다. 가렵다, 아프다, 아이는 통 속에 있는 10분 동안 투덜거렸지만 그래도 나오지 않고 10분을 지켰다. 그렇게 하루하루 효소욕을 매일 했다. 그리고 일주일 정도 지나자 아이는 효소욕을 하면서 잠을 자는 것이었다. 나는 아이의 병을 고칠 수 있을지도 모른다는 한 가닥 희망을 가지게 되었다.

🖌 아토피를 완치하다!

확실히 아이는 효소욕을 하고 나서 심하게 긁는 것이 조금씩 줄어들었고, 가렵다고 투정부리며 호소하는 것도 점점 없어졌다. 그렇게 효소욕을 한 달쯤 계속하자 드디어 두껍게 앉아 있던 딱지가 떨어지고 새살이 돋기 시작했다. 가려움증은 완전히 사라져 아이가 더 긁지 않았기 때문에 피부가 딱딱해질 일도 없어졌다. 나무껍질 같던 피부를 벗고 그제야 다른 아이들과 같이 보드랍고 보송보송한 피부가 되어가고 있었다. 너무나 신기하고 감사한 마음뿐이다.

아이는 이제 아토피에서 완전히 벗어났다. 완치가 힘들다는 아토피가 다 나은 것이다. 지금 아이는 언제 그랬냐는 듯 아주 건강해져서 친구들과 뛰어놀며 한 여름에는 바다에서 수영도 한다. 아이의 병을 치료했을 뿐 아니라 우리 가족에게 웃음을 되찾아 준 효소욕이 얼마나 고마운지 모른다.

※ 위 사례는 이 책을 감수한 동화스님이 제공해 준 내용입니다.

3장

류머티즘에서 벗어나다

효소욕을 하면 환부에 스며드는 저릿저릿한 느낌이 들면서 효과
를 실감할 수 있다. 미사키 후미코(三崎文子, 56세)

2001년 3월 감기에 걸렸는데 3개월이 지나도 낫지 않았습니다.
처음에는 미열이 계속되고 기침도 나서 보통 감기라고 생각했는데
5월쯤에 갑자기 오른손의 인지와 중지가 얻은 맞은 것처럼 아프고
부어올랐습니다. 저는 위가 좋지 않아서 벌써 몇 년째 대학병원에
다니고 있었는데 진찰을 받을 때 의사에게 왠지 손가락이 이상하다
는 말을 슬쩍 했습니다. 그랬더니 의사가 류머티즘일지도 모르니 정
형외과에 가보라고 권해서 검사를 해보았는데 아무 것도 나오지 않
았습니다.

류머티즘에 걸리다

아무 것도 아니라고는 하지만 손가락 감각이 계속 이상해서 류머티즘 환자에게 물어보니 류머티즘을 진단하는 것은 아주 어렵다고 했습니다. 그러니 전문 병원에 가는 편이 좋겠다면서 한 병원을 가르쳐 주었습니다. 그 병원은 아침 일찍 가도 환자들이 꽉 차 있는 류머티즘으로는 유명한 병원이었습니다. 그곳에서 유방암 진단에 사용하는 특수한 엑스선으로 찍어 보니 류머티즘으로 진단이 나왔습니다.

친구 중에 효소욕장에 다니고 있는 친구가 있었는데 그 친구가 하는 말이 어떤 사람이 효소욕을 하러 다녔는데 그때까지는 건강했던 몸에 류머티즘이 나타났다고 합니다. 그래서 걸을 수 없게 되어 이게 무슨 일이냐고 묻자 멈추지 말고 계속하면 나을 것이라고 했다고 합니다. 그리고 실제로 그렇게 하니까 나았다고 합니다. 효소욕을 하면 표면적으로는 증상이 나타나지 않았지만 실제로는 병들어 있는 곳이 나타나는 것입니다. 따라서 증상이 생겼다고 멈추지 말고 오히려 계속 하면 낫는다는 것입니다.

효소욕으로 낫고 싶다

저는 낫고 싶었기 때문에 바로 효소욕장에 가서 증상을 이야기하였더니 류머티즘이 분명하니 효소욕을 하는 것이 좋겠다고 하더군요. 류머티즘은 아침에 관절이 아파오기 때문에 아침 일찍 120회 효소욕을 하면 좋아지지만, 역으로 류머티즘이 나타나서 몸속 여기저기를 돌아다녀 아플 수 있다는 말도 덧붙였습니다. 그것은 효과가 나타나고 있다는 증거이니까 도중에 그만두지 말라는 것이었습니다.

그렇게 효소욕을 하기 시작해서 3일인가 4일째에 집에 돌아오니 발가락이 부었습니다. 그 다음날은 무릎이 부었습니다. 그런 식으로 이곳저곳 온몸을 류머티즘이 돌아다녀서 놀랐습니다.

처음에는 반신반의했습니다. 그런데 효소욕을 하면 환부가 저릿저릿합니다. 나쁘지 않는 곳은 그냥 뜨겁기만 한데 나쁜 곳은 저릿하면서 무엇인가가 스며드는 느낌이 듭니다. 생각이 아니라 실제입니다. 따라서 효과가 있는 것입니다.

120회는 이미 지났습니다. 지금은 목, 금, 토 주 3회 하고 있습니다. 같은 횟수면 연속해서 하는 것이 좋다고 합니다. 저는 계속하고 있지만 저처럼 류머티즘 때문에 효소욕을 다니다가 도중에 그만둔 사람이 있습니다. 하지만 저는 어떻게든 효소욕을 해야 좋은 결과를 얻을 수 있다고 말했습니다.

저는 지금 류머티즘 약을 한 알만 먹고 있습니다. 그 외의 약은 전혀 먹지 않습니다. 그런데도 류머티즘이 더 나빠지고 있다고는 생각하지 않습니다. 오히려 낫고 있습니다.

류머티즘으로 손이나 발에 변형이 일어나면 원래대로 돌아오지 않아요. 그리고 모양이 굉장히 흉하게 되죠. 그렇게 되기 싫어서라도 평생 효소욕을 할 겁니다. 효소욕을 하면 류머티즘 때문에 더 고생할 일은 없을테니까요.

새집증후군이란 새집 혹은 수리한 집에 들어가 살다가 전에 없던 두통 또는 아토피성 피부염, 천식 등 알레르기 질환이 나타나는 것을 말한다.

이미 미국에서는 1980년대, 일본에서는 1996년부터 사회적으로 문제가 제기되었지만, 국내에서는 2000년 무렵부터 일부 사례들이 알려지면서 본격적으로 이슈화되기 시작했다.

새집증후군은 빌딩증후군 Sick building syndrome(SBS)과 비슷한 맥락으로 이해될 수 있다.

빌딩증후군은 1973년 오일파동 때 처음으로 대두된 문제이기도 하다. 에너지 절감을 위해 빌딩 내의 환기시스템 가동률을 낮춘 것은 빌딩 내에서 일하는 근무자들에게 두통, 현기증, 오심, 피로 등과 같은 건강 문제를 일으킨 것이다.

이런 증상들은 근무자들이 빌딩을 벗어나면 줄어들거나 사라졌고, 빌딩에서 근무하는 근로자들의 20% 이상이 원인 모를 문제에 시달리면서야 비로소 문제화되기 시작했다.

세계보건기구가 발표한 빌딩증후군의 정의

1. 안구점막(결막 등)의 증상, 코와 목의 가래

2. 점막 건조감

3. 피부의 붉은 반점

4. 피로

5. 두통, 잦은 호흡기 질환

6. 기침, 천식

7. 원인불명의 과민반응

8. 현기증, 오심, 구토

이러한 증상들은 외부로부터 유입된 레지오넬라균과 결핵균 등의 알레르기 반응을 포함한다. 보다 중요한 것은 최근 몇 년 사이 새로 지어진 집에서 너무나 많은 종류의 화학물질들이 발견되면서 빌딩 증후군과 같은 증상이 집에서도 일어난다는 것이다. 그 원인은 가구 와 건축자재에 있었으며, 이러한 증상을 가리켜 '새집증후군'이라 는 말이 생겨났다.

실내공기가 포름알데히드, 파라디클로로벤젠, 톨루엔, 자일렌 등의 휘발성 유기화합물로 오염되면서 문제가 더욱 심각해지고 있다. 이러한 휘발성 유기화합물은 접착제, 페인트 용매는 물론 각종 건축자재와 가구를 통해 끊임없이 유독한 물질을 집안으로 내뿜고 있는 것이다.

즉, '새집증후군'이란 화학물질과민증의 일종으로 실내공기 오염물질 중에서 특정한 화학물질 혹은 여러 가지 화학물질이 복합적으로 작용하여 인체에 영향을 미치는 현상을 말한다.

새집증후군은 어린이나 여성, 스트레스가 많은 사람이나 알레르기 병력이 있는 사람에게 특히 취약하다. 그러나 처음 나타나는 증상은 몸살과 비슷하기 때문에 제대로 감별을 할 수 없는 경우가 더 많다.

복통이나 생리불순, 두통, 안구건조 등이 가장 모호하게 느끼는 증상 중의 하나인데, 심지어는 병원에서의 검사 결과도 너무나 모호하여 감기나 스트레스성 증상으로 간주되는 경우가 더 많다.

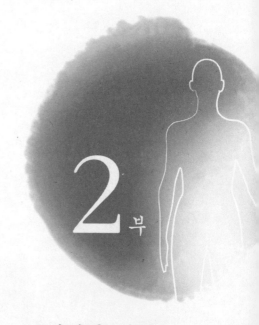

2_부

건강을 지키는
보이지 않는 힘, 효소

요즘 행복을 위한 첫째 조건으로 사람들은 모두 건강을 꼽는다.
사람들은 건강에 좋다는 운동, 음식, 명상법 등에 큰 관심을 가지고
있으며 자신에게 맞는 건강법이 무엇인지 고민한다. 하지만 잠깐 생
각해 보자. '건강하다는 것'은 무엇을 말하는가?

활기차고 기분이 좋은 상태를 말하는 것인가? 아니면 아픈 곳이
없어 몸이 불편함을 느끼지 않는다는 말인가? 사실 몸이 건강하다는
것은 잘 먹고, 잘 자고, 잘 배설하는 것을 의미한다. 즉, 몸의 각 기관
들이 제 역할을 원활하게 수행하는 것을 말한다. 그것은 아주 당연
해 보이지만 그렇지 않다. 몸은 여러 가지 요소들이 모여서 가동되
는 일종의 연소장치이기 때문이다.

이해하기 쉽게 보일러를 떠올려 보라. 보일러가 따뜻하게 방을 잘

덥혀주기 위해서는 무엇이 필요한가? 먼저 보일러 자체의 성능이 좋아야 한다. 보일러에 사용하는 원료도 좋아야 하고 원료와 보일러를 연결하는 파이프가 깨끗해야 한다. 보일러 각 부속품이 녹슬거나 빠진 곳 없이 깨끗해야 하며 좋은 원료가 뻥 뚫린 파이프를 통해 제대로 전달되어야 보일러는 제 기능을 할 것이다.

이 보일러를 우리의 몸이라고 생각하면 된다. 일단 각 장기들이 튼튼해야 한다. 그리고 그 장기들이 힘을 잃지 않도록 양질의 영양분을 공급해 줘야 한다. 그 영양분이 몸으로 들어오는 파이프, 즉 혈관 역시 넓고 탄력이 좋아야 하는 것이다.

바로 이러한 건강한 몸을 만드는 전 과정의 중심에는 효소가 있다. 효소는 영양분이 몸으로 들어와 혈관을 통해 장기들에 공급되는 그 모든 과정에 함께 하는 도우미이다. 음식물이 들어오는 입부터 표피의 각질까지 우리 몸의 모든 곳에서 효소가 작용한다.

그렇다면 도대체 효소는 우리 몸에서 무슨 일을 하는지 하나씩 살펴보자.

혈액순환을 원활하게 한다

앞서 혈관 이야기를 잠깐 언급했는데, 효소는 우리 몸의 혈액순환을 돕는 중요한 역할을 한다. 그리고 막힌 혈액순환을 뚫어주는 기능도 한다.

뇌경색(腦梗塞), 뇌색전(腦塞栓), 심근경색(心筋梗塞)과 같은 병이 바로 심혈관계 질환인데, 이것은 쉽게 말하면 혈관에 혈전(血栓)이 생겨서 피가 제대로 전달되지 못하는 것이다. 자세히 설명하면 뇌혈관이 막히는 것이 뇌경색이고, 심장의 혈전이 뇌로 흘러 들어가 뇌혈관이 막히는 것이 뇌색전. 그리고 심장에서 심근으로 혈액을 공급하는 관상동맥이 막히는 것이 심근경색이다. 이 병들의 원인은 바로 혈전이기 때문에 혈전을 녹이는 것이 가장 중요한 치료법이다. 바로 이 역할을 효소가 한다.

단백질을 분해하는 효소인 우로키나제는 혈액에 있는 플라스미노젠이라는 효소를 플라스민이라는 효소로 변환하는 역할을 한다. 이렇게 변환된 효소인 플라스민은 혈전의 주 성분인 섬유성 단백질 피브린을 녹인다. 현재 이 우로키나제는 혈전을 녹이는 약으로 사용되고 있다.

그러나 한번 생긴 혈전을 녹이는 것은 쉬운 일이 아니어서 일반적으로 우로키나제는 혈액이 끈적끈적해져 혈전이 생기려고 하는 상태의 혈류 개선 효과를 기대하는 부분에서 처방되는 면이 더 크다.

암을 치료한다

이제는 모든 사람들이 염려하는 암과 효소의 관계에 대해 자세히 알아보자. 효소를 이용한 암 치료 연구는 몇 십 년 전부터 행해지고 있다. 백혈구가 비정상적으로 증식하는 혈액 암인 백혈병에 대한 효소요법도 이미 실용화되고 있다.

암세포가 무서운 것은 정상세포보다 대단히 빠른 속도로 증식하기 때문이다. 1개의 암세포가 2개가 되고 다시 4개가 되고 이것이 8개가 되는 격렬한 속도로 신체 내의 정상세포들을 잠식하는 것이다. 또한 암세포가 만들어지기 위해서는 세포 재료도 정상적인 세포의 몇 배나 필요하다. 재미있게도 이것이 암세포를 없애는 기본 원리가 된다.

세포를 만드는 재료는 단백질이다. 암세포는 단백질의 구성요소인 20종류의 아미노산 중 하나만 없어도 증식할 수 없다. 항암치료는 단백질을 구성하는 아미노산을 분해하는 효소를 몸속에 투여하여 암세포의 원료인 단백질의 양을 줄이는 것이다. 암세포 재료가 줄어들면 종양의 증식이 억제된다. 물론 줄어든 단백질의 양은 정상세포의 생성에는 위협을 줄 수준이 아니다. 이것이 백혈병에 대한 효소요법의 원리이다. 무척 간단하면서도 확실해 보이는 방법이다. 그러나 여기에는 문제가 있다.

아미노산을 분해하는 효소는 대장균으로 만들어진 것이라 우리 몸은 이것을 이물질로 인식한다. 따라서 체내의 면역 시스템이 이 효소를 바로 제거해 버린다. 결과적으로 장시간 몸 안에 머물지 못하기 때문에 계속 효소를 투여해야 한다. 또 개인적인 체질에 따라서 이 효소에 알레르기 반응을 일으키는 경우도 있는데, 이 알레르기 반응이 심한 경우에는 죽을 수도 있다. 이 같은 문제를 해결하는 데는 시간이 걸렸지만, 결국 체내의 기본 면역기능을 떨어뜨리거나 약해지지 않게 화학적으로 아미노산 분해효소를 가공하는 방법을 발견했다.

효소와 암의 관계에 대해서는 이 외에도 알려진 것이 몇 가지 있다. 외부의 정보를 세포 내부로 전달할 때 활동하는 프로테인기나제라는 효소가 있다. 이 효소에 이상이 생기면 암이 생긴다. 세포 증식에 대한 정보 전달이 정확하게 이루어지지 않기 때문에 세포가 엄청나게 증식하는 것이다.

암이 무서운 또 다른 이유는 '전이'다. 만약 암세포에서 전이가 일어나지 않으면 수술로 그 부분을 절제하면 되지만 암은 잘라내도 다른 곳으로 옮겨 금방 증식한다. 암세포는 처음 발생한 장소에서 성장해서 기저 막(基底膜, 암은 상피세포의 이상증식인데 상피세포 아래에 있는 것이 기저 막이다)을 뚫고 주변 조직으로 스며든다. 그것이 혈관이나 임파관에 도달하면 혈관 벽을 뚫고 안으로 진입해 전신으로 퍼진다. 그럼 암세포는 어떻게 기저 막과 혈관 벽을 뚫는 것일까.

암은 누에가 고치의 단백질을 녹이고 나오는 것과 마찬가지로 기저 막과 주위 조직의 단백질 조직인 콜라겐을 녹인다. 단 콜라겐은 구조가 특이한 단백질이기 때문에 보통 분해효소인 프로테아제로는 녹이지 못하고 콜라겐 전용의 콜라게나제라는 효소를 사용한다. 이런 연구 결과를 근거로 해서 암이 세포를 뚫고 전이하는 것을 막는 효소를 이용한 암 치료는 아직 시작단계에 불과하다.

감기약에 효소가 들어 있다

일상적으로 우리가 가장 많이 걸리는 감기를 다스리는 감기약에도 효소가 들어 있다. 아마 감기약에 들어간 성분으로 리소자임이란 말을 한번쯤 들어본 경험이 있을 것이다. 리소자임은 전문가들에게는 입체구조가 최초로 결정된 효소로 알려져 있다. 리소자임은 감기의 직접적인 원인인 바이러스가 아니라 질병의 2차적 원인인 세균에 대해서 작용한다. 흔히 기관지 등에 생육하는 세균인데 이 세균의 세포벽을 녹여서 살균 작용을 한다. 포유류의 세포에는 세포벽이 없어 리소자임의 살균력은 인체에 무해하다.

리소자임을 발견한 사람은 그 유명한 페니실린을 발견한 A.플레밍이다. 어느 날 감기에 걸린 플레밍은 우연히 실험용기에 콧물을 떨어뜨렸다. 그 콧물이 실험용기의 세균을 죽이는 것을 본 것이 발견의 계기가 되었다고 한다. 이 일에서도 알 수 있듯이 리소자임은 점액, 타액, 눈물, 모유 등에 포함되어 있어 우리의 몸을 세균으로부터 지켜준다. 리소자임은 감기약 이외에 치조농루와 피부의 궤양, 만성 결막염을 치료하는 약 등에도 사용되고 있다. 약품에 사용되는 리소자임은 계란 흰자위를 이용해서 만든다.

Tip　치조농루(齒槽膿漏, alveolar pyorrhea)

잇몸에서 고름, 피가 나오거나 이가 흔들리는 질환을 통틀어 이르는 말이다. 염증 때문에 주위의 조직이 파괴되어 일어나는데, 입 냄새가 나고 이가 빠지며 씹는 기능이 떨어진다.

소화제에도 효소가 들어 있다

우리의 몸이 건강하게 활동하기 위해 기본적으로 필요한 것은 에너지다. 보일러가 녹슬지 않고 오래 제 기능을 유지하기 위해서는 찌꺼기 없는 좋은 기름을 써야 하듯이 우리 몸도 좋은 음식물을 잘 분해해서 영양분을 흡수해야 한다. 이렇게 가장 기본적이고 가장 중요한 영양섭취를 가능하게 하는 것이 바로 효소이다.

입을 통해 음식물이 들어와 위, 장에서 영양분이 소화되고 항문을 통해 배출될 때까지의 전 과정에서 효소는 중심적인 역할을 한다. 이러한 효소를 우리는 소화효소라고 부른다. 필수 영양소인 단백질, 지방, 탄수화물은 그 상태 그대로는 우리 몸에 흡수되지 못한다. 소화효소는 각각의 영양소를 잘게 쪼개어 우리가 사용할 수 있는 형태로 만드는 것이다.

실제로 소화효소는 대단한 힘을 발휘한다. 효소의 도움 없이 고기한 덩이를 분해하기 위해서는 진한 소금물에서 1시간 이상을 끓여야한다. 하지만 우리의 위액에 포함된 소화효소는 순식간에 단백질을 분해한다. 그렇다면 위액을 분비하는 체내 세포도 단백질 덩어리인데 위험한 것은 아닌가 하는 궁금증이 생길 것이다. 다행히 위에는 소화효소가 직접 작용하지 못하도록 하는 점막이 형성되어 있어 효소에 의해 분해 되는 일 없이 소화기능을 수행한다. 그리고 이 점막세포는 활발하게 세포분열을 해서 항상 새로운 세포로 교체된다.

그런데 스트레스나 혹은 다른 이유로 소화효소가 잘 기능하지 못하여 소화가 되지 않아 속이 더부룩하고 답답할 때에는 체내에 있는 소화효소가 활발히 작용할 수 있도록 도와주어야 한다. 바로 우리가 소화제를 먹는 이유이다. 이 소화제에는 탄수화물, 단백질, 지방의 3대 영양소를 소화하는 효소를 중심으로 다양한 효소가 배합되어 있어 소화를 돕는다.

대문호의 약한 위를 다스리다

나는 가끔씩 발소리를 죽여 가며 그의 서재를 엿보곤 하는데 거의 낮잠을 자고 있는 경우가 많다. 가끔씩은 읽다만 책 위에 침을 흘리기도 한다. 그는 위가 약해 피부색이 담황색을 띤다. 그 주제에 밥을 무척 많이 먹는다. 그렇게 먹고 나서 디아스타아제라는 소화제를 먹는다. 그러고 나서 책을 펼친다. 2, 3페이지 읽으면 또 졸기 시작한다. 책 위에 침을 흘린다. 이것이 그가 매일 밤 되풀이하는 일과다.

《나는 고양이로소이다》 중에서

여기에 등장하는 '나'는 고양이다. 그렇다면 '그'가 누구인지 이미 짐작할 수 있을 것이다. 명작 《나는 고양이로소이다》의 구사미 선생, 즉 나쓰메 소세키이다.

노벨문학상 수상 작가로 유명한 소세키 역시 평생 위가 약해서 고생했다. 위가 약한 것은 선천적으로 허약체질이어서 그랬고, 위의 연동운동이 약해서 음식물을 잘 소화하지 못해 자꾸 트림을 했다. 그 때문에 소세키는 '디아스타아제'를 애용했다.

디아스타아제는 당시의 세계 위장약 시장을 독점한 대 히트 상품이었다. 발명자인 일본인 화학자 다카미네 조기치는 특허수입으로 엄청난 부를 축적했다. 원래 양조 연구를 하고 있던 다카미네는 누룩에 함유되어 있는 아밀라아제의 분해력이 강한 것에 착안해서 이것을 원료로 한 효소 소화제를 만들었다. 이 이름은 소세키는 물론 근대시대의 일반인들에게도 잘 알려져 있었지만, 약의 본체인 효소에 대해서는 얼마나 알고 있었을지 의문이다. 아니 현대를 사는 우리들도 효소에 대해서 어느 정도나 알고 있을까. 조선시대 사람들과 별 차이가 없을 것이다.

Tip **나쓰메 소세키**

일본 소설가 겸 영문학자(1867~1916)로 일본 문학계에 큰 영향을 미쳤다. 현재는 해외에까지 그 명성이 널리 전해져 중국, 미국, 영국을 비롯한 한국에서도 일본 근대작가 가운데 가장 폭넓게 연구되고 있는 작가이다. 일본 천 엔짜리 지폐의 주인공이기도 한 나쓰메 소세키의 주요 저서로는 《나는 고양이로소이다》, 《우미인초》, 《도련님》, 《풀베개》, 《산시로》 등이 있다.

2장 피부미인을 만드는 효소

효소는 피부를 아름답게 해준다

효소는 피부를 아름답게 만들어주기도 한다. 정확히 말하면 피부
세포의 성장과 소멸을 관장하는 것의 핵심이 바로 효소다.

사람의 피부는 여러 개의 층으로 구성되어 있다. 이 층들은 고정
되어 있는 것이 아니고 각 층마다 변화의 주기를 거친다. 즉, 피부
안쪽에 있던 세포들이 피부 바깥쪽으로 나와 2주간 외부 자극으로
부터 체내 세포를 보호하다 수명이 다하면 각질이 되어 떨어진다.
피부 안쪽에서는 그동안 새로운 세포들이 생성되는 과정이 계속된
다. 이렇게 내부에 있던 세포조직이 피부 바깥쪽으로 떨어져 나오는
주기는 28일이며 이것을 '턴 오버(turn over)'라고 부른다.

이때 세린프로테아제라는 효소가 딱딱해진 각질세포를 벗기는 역할을 한다. 세린프로테아제가 제 기능을 하지 못하면 각질세포가 잘 떨어지지 않아서 피부세포의 순환이 느려진다. 피부세포가 제때 떨어지지 않고 남아 있으면 극단적인 경우 굳은살과 티눈이 된다. 반대로 세린프로테아제가 지나치면 턴 오버가 빨라져서 세포가 충분히 성숙되기 전에 벗겨져 떨어진다. 미숙한 세포는 수분을 충분히 유지하지 못하기 때문에 피부가 건조하고 거칠어진다. 또한 세포가 미숙하면 항산화효소를 제대로 만들지 못해 활성산소의 공격을 받기 쉽다. 요즘 한창 젊음의 적으로 알려진 활성산소를 처리하는 것 역시 효소의 역할인 것이다.

효소가 아름다운 피부를 만들도록 도와주기 위해서는 무엇을 해야 하는가? 마사지로 혈액순환을 좋게 하고 비타민 A(녹황색야채), 비타민 D(생선, 버섯류)를 섭취해야 한다. 바로 혈관에서 피부로 운반된 비타민 A와 D가 세린프로테아제를 도와주는 보효소로서 작용하기 때문이다.

효소는 또한 화장품에서도 이용된다. 투명하고 하얀 피부의 적인 검버섯과 주근깨 역시 효소를 이용하면 예방할 수 있다. 검버섯과 주근깨가 생기는 것은 강한 자외선에 피부가 노출되었을 때 그 자외선을 차단하기 위해 체내에서 멜라닌이 생성되기 때문이다. 멜라닌은 흑갈색을 띠며 검버섯과 주근깨를 만든다. 따라서 피부에서 멜라닌을 생성하지 못하게 하면 검버섯과 주근깨가 생기는 것을 막을 수 있다.

멜라닌이 만들어지는 것 역시 효소의 작용이다. 이 효소의 활동을 억제하는 물질을 배합한 화장품을 바르면 멜라닌의 생성이 억제된다.

효소는 젊음을 유지해 준다

노화의 원인에 대해서는 여러 가지 설이 있지만 일반적으로 가장 잘 알려져 있는 원인은 활성산소(活性酸素)이다. 활성산소는 다른 물질과 반응하는 힘이 센 산소인데, 무엇이 문제일까?

사람이 살아가기 위해서는 산소가 꼭 필요하다. 그런데 산소는 독이기도 하다. 몸에 들어온 산소가 모두 유효하게 사용되는 것은 아니라는 말이다. 우리가 들이마시는 산소의 2% 정도는 반응성이 강한 활성산소가 되어 몸의 중요한 성분을 공격한다. 활성산소가 '공격'한다는 것은 세포를 산화시킨다는 의미다. 철이 녹스는 것을 떠올리면 이해가 쉬울 것이다. 이것 역시 철이 공기 중의 산소에 의해 산화되었기 때문에 발생하는 현상이기 때문이다. 신체의 각 기관이 그렇게 녹이 스는 것이다.

더구나 체내 활성산소의 산화력은 공기 중 산소의 몇 천배에 달한다. 첫 번째로 공격받는 것은 세포막이다. 이것은 불포화지방산으로 되어 있는데 이것이 산화되면 과산화지질이 되어 너덜너덜해진다. 그래서 세포를 보호할 수 없게 되는 것이다. 그렇게 되면 활성산소는 당연히 세포 내에도 침입해서 세포핵과 나아가서는 DNA까지 공격한다. 그렇게 공격을 받아 DNA에 있는 유전자 정보가 어긋나면 암이 되는 것이다.

그렇다면 이렇게 무섭게 신체를 공격하는 활성산소를 체내에서 처리하는 시스템은 없는 것일까? 물론 있다. 산소가 몸속에 들어오면 처음 만들어지는 활성산소가 '슈퍼옥사이드'인데, 이것을 즉시

'슈퍼옥사이드디스뮤타제super oxide dismutase'(약칭 SOD)라는 효소가 엄청난 속도로 과산화수소와 산소로 분해한다. 여러 가지 동물의 SOD 활성도를 조사한 결과 일반적으로 활성도가 높은 동물일수록 수명이 길다고 한다. 그런데 이 반응으로 발생한 과산화수소도 산화작용을 하기 때문에 그냥두면 더욱 독성이 강한 활성산소가 된다. 이것을 카타라제와 글루타티온페르옥시다아제라는 효소가 물과 산소로 다시 분해한다. 이상의 세 가지 항산화효소는 미네랄을 보효소로 하는 금속효소이다. 그렇기 때문에 세포의 노화를 막고 싶다면 미네랄을 충분히 섭취해야 하는 것이다.

➤ '코엔자임Q10'을 알면 예뻐진다

한창 화장품 광고에 '코엔자임Q10'이라는 성분이 등장했다. 코엔자임Q10의 인기는 피부 노화방지에 효과가 있을 것이라는 기대 때문이다. 화학적으로 알려진 코엔자임Q10의 활동은 크게 두 가지이다.

하나는 세포 중의 미토콘드리아에서 에너지 물질 ATP가 만들어지는 반응을 촉진하는 것이다. 실제로 코엔자임Q10은 미토콘드리아에 가장 많이 있다. 이렇게 중요한 코엔자임Q10은 나이가 들면서 점차 만들어지는 양이 줄어든다. 예를 들면 심장에 있는 코엔자임Q10은 80세가 되면 20대 때의 반 이하로, 피부의 코엔자임Q10도 3분의 1로 줄어든다. 그만큼 에너지를 만들지 못한다는 것이다. 세포분열도 적어져서 신진대사도 나빠진다. 또 에너지 물질 ATP의 원료인 포도당이 남아돌아 여분의 포도당이 지방으로 축적된다.

또 코엔자임Q10은 강력한 항산화작용을 한다. 비타민 E는 대표적인 항산화물질이지만 활성산소와 싸우는 동안 스스로 산화되어 항산화능력을 잃어버린다. 코엔자임Q10에는 이 산화된 비타민 E를 원상회복시키는 힘이 있다. 코엔자임Q10은 스스로 항산화작용을 하고 산화된 비타민 E도 회복시켜 준다. 그래서 코엔자임Q10을 건강보조제품으로 먹어서 세포를 건강하게 하고 피부를 젊게 만들려고 하는 것이다.

다만 코엔자임Q10의 효과는 아직 사람에게 직접적으로 효과가 있다고 화학적으로 확인된 것은 아니다. 동물실험으로는 좋은 결과를 얻고 있지만 하루에 어느 정도를 섭취해야 효과가 있는지 혹은 어떤 부작용이 있는지에 대해서는 아직 모른다. 이와 관련된 연구는 계속 진행중이다.

Tip　　미토콘드리아*mitochondria*

세포 핵 속에 들어 있는 둥근 알갱이 모양의 기관으로 세포질 유전에 관여한다.

에이티피*ATP*

생체 내 에너지의 저장·공급·운반을 중개하고 있는 중요 물질로, 단백질의 합성·근육 수축·자극 전도·분비 등에 쓰인다. 가수 분해를 하면 분해될 때에 생기는 에너지에 의하여 열이 발생하고 근육이 움직이고, 빛이 나며, 전기가 만들어지는 현상이 나타난다.

➤ 술, 담배를 하지 말라

몸에 좋지 않은 대표적인 기호품, 술과 담배. 이것들은 체내에서 어떤 작용을 하기에 건강을 해치는 것일까? 이것 역시 효소가 그 답을 잘 알고 있다.

먼저 술에 대해 알아보자. 술의 주성분인 알코올은 20%가 위에서, 80%가 소장에서 흡수되어 간으로 운반된다. 간에서는 알코올데히드로게나제라는 효소가 작용해서 알코올을 아세트알데히드라는 물질로 바꾼다.

간에 좋지 않은 것은 알코올 자체가 아니고 분해과정에서 생긴 아세트알데히드이다. 또한 흔히 술에 취했을 때 나타나는 불쾌한 증상들, 즉 구토나 어지럼증은 이 물질 때문에 생긴다. 따라서 빨리 처리하는 것이 좋은데 아세트알데히드는 알데히드디하이드로게나제라는 효소에 의해 질산으로 변해서 최종적으로는 이산화탄소와 물로 된다. 참고로 동양인은 서구인에 비해서 알데히드디하이드로게나제의 활성이 약하기 때문에 술에 약하다.

처리되지 않은 아세트알데히드는 간에 남거나 혈관으로 흘러든다. 이것이 오랜 기간 남아 있으면 간의 근육이 손상되어 딱딱해지거나 비대해져 신선한 혈액을 제대로 공급받을 수 없다. 그렇게 되면 지방간, 알코올성간염, 알코올성간섬유증, 간경변 등의 병으로 발전하는 것이다. 하지만 다행히도 간에는 또 하나 간마이크로솜에 탄올산화계라는 해독시스템이 있다. 이것은 알코올만이 아니라 각종 약품과 식품첨가물도 처리한다. 여기에서 활약하고 있는 효소는 P450 효소인데, 이것은 필요에 따라 그 양이 늘어났다 줄어들었다 하는 특징이 있다. 그래서 술을 많이 마시다 보면 주량이 늘고, 마시지 않으면 술이 약해진다는 것은 틀린 말이 아니다. 보통 알코올의 10~20%를 이 시스템으로 처리하는데, 술을 계속 마시다보면 처리능력이 평소의 10배 정도까지 커진다. 좋은 것 아니냐고 생각할지 모르지만 이것은 체내에 알코올에 대한 내성이 생긴 것이기 때문에 좋다고만 말할 수는 없다.

그럼 담배와 효소의 관계는 어떨까. 먼저 담배연기가 폐로 들어오면 이것을 처리하기 위해 호중구(好中球)라는 백혈구가 폐로 모인다. 이 호중구는 엘라스틴이라는 단백질을 분해하는 효소를 방출한다. 이것이 문제를 일으킨다. 체내 단백질인 엘라스틴은 탄력성이 풍부해서 신축작용을 하는 대동맥 벽, 폐, 인대 등에 많이 모여 있는데, 담배연기 때문에 호중구는 분해효소로 폐의 엘라스틴을 공격한다. 엘라스틴이 분해되는 것은 곧 폐의 세포와 조직이 망가지는 것이다. 물론 우리 몸에는 이 분해효소로부터 엘라스틴을 지키는 보호기구가 마련되어 있지만 곤란하게도 담배연기는 이 보호기구마저 무력화시킨다.

음주자들이 알아두어야 할 세 가지 효소

술을 즐겨하는 사람이라면 GOT, GPT, 감마-GTP라는 말을 들은 적이 있을 것이다. 이것들은 모두 간세포에 있는 효소이다. 혈액 중에 있는 이 효소들의 양과 활성도를 측정해 보면 간의 상태를 어느 정도 추측할 수 있다. 혈액 중에 이 효소의 양이 증가하는 것은 간세포가 파괴되어 혈액 중에 흘러나온 것이기 때문에 간세포 파괴 정도를 추측할 수 있다. 이렇게 원래의 세포에서 혈액으로 흘러나온 효소를 '일탈효소'라고 한다.

GOT(글루타민산옥살아세트산트란스페라아제), GPT(글루타민산피루브산트란스페라아제)의 수치는 보통은 10~20 정도지만 급성간염이 되면 2,000~3,000까지 올라가는 경우가 있다. 그러나 증상이 간경변까지 이르면 세포가 모두 파괴되어버려 반대로 수치가 내려간다. 단 GOT는 간 이외에도 골격근, 심근, 신장에도 존재하기 때문에 GOT의 상승이 간의 이상이라고 단정할 수 없다. 반면 GPT는 간에만 있기 때문에 GPT의 상승은 그대로 간의 이상을 나타낸다.

그러면 왜 GOT를 측정하는 것일까. 이 두 가지 효소는 반응의 강도가 서로 달라 그것을 비교하면 병의 종류를 추측할 수 있기 때문이다. 간이 정상이면 GOT 수치가 GPT보다 높다. 수치가 정상보다 높으면서 GOT 쪽이 높으면 간경변, 알코올성간염, 간암, 전격성간염의 우려가 있다. 반대로 GPT 쪽이 높으면 만성간염, 비만성 지방간이 의심된다.

감마GTP(감마글루타민전이효소)는 알코올지표라고 할 정도로 알코올에 잘 반응한다. 단 같은 양의 알코올을 섭취해도 감마GTP의 상승치에는 개인차가 있기 때문에 절대적인 수치로는 사용할 수 없다.

감마GTP는 간세포의 막과 간 속의 담관에 존재하고 있어 주로 담즙의 흐름이 나빠지면 수치가 상승한다. 간세포가 파괴되어도 상승하지만 그 경우는 수치가 약간 올라가는 정도이다. 또 간암이나 약물성간장애에 이상 수치를 나타내는 경우도 있다.

이 세 가지 이외에도 간 기능의 지표로 사용되는 효소에는 LDH(유산탈수소효소), ALP(알카라인포스타파제), Ch-E(콜린에스테라제) 등이 있다. 이번에 만약 간 기능 검사를 하게 되면 잘 살펴보는 것이 좋다. 위에서 말한 항목이 반드시 있을 것이다. 이렇듯 효소는 간기능뿐만 아니라 다양한 검사에 중요한 지표가 되고 있다.

효소수명결정설

효소가 수명을 결정한다고 생각한 미국의 연구자가 있다.《효소영양학》의 저자 에드워드 하웰의 학설을 간단하게 설명하겠다.

앞서 코엔자임Q10은 나이가 들면서 만들어지는 양이 줄어든다고 했는데, 모든 효소가 그렇다. 즉, 나이가 들면 모든 효소의 양과 활성도가 저하된다. 그래서 하웰은 사람이 일생 동안 만드는 효소의 총량이 정해져 있다고 보고 이것을 잠재효소라고 이름 붙였다. 잠재효소를 다 사용하면 그 사람의 수명이 끝난다는 것이다.

그러므로 하웰은 체내의 효소를 쓸 것이 아니라 외부에서 음식이나 건강보조제품으로 효소를 보충해서 잠재효소를 가능한 절약해서 보존하면 그만큼 수명은 연장된다고 말한다. 예를 들어 소화효소가 포함된 식품을 섭취하면 식품은 그 효소에 의해 스스로 분해되어 그만큼 인체는 소화효소를 분비하지 않아도 된다. 남은 효소생산력은 다른 곳에 사용하거나 남겨놓을 수도 있다. 반대로 식품첨가물을 많이 포함한 식품은 간에서 해독시킬 때 많은 효소를 소비하기 때문에 수명을 단축시키게 된다.

다시 말하면 건강하게 오래 살기 위해서는 효소가 많이 함유된 식품, 즉 가열조리되지 않은 신선한 것을 섭취하는 것이 좋다. 신선한 것을 섭취하는 야생동물에게는 병이 없다고 하웰은 말한다.

과연 체내의 효소가 일정한지 어떤지는 아직 증명된 것이 아니기 때문에 '하나의 가설'이라고 할 수밖에 없지만 흥미롭다고 생각한다.

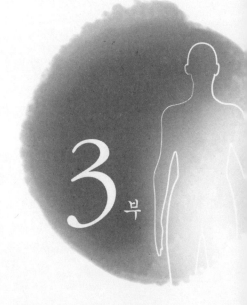

3 부

효소란 무엇인가?

1장

생
소
하
지
만

친
숙
한

효
소

이름에서 알 수 있는 효소의 정체

앞서 효소가 건강에 어떠한 영향을 미치는지에 대해 설명했다. 그렇다면 효소란 정확하게 무엇일까? 그렇게 익숙한 말은 아니다. 과학시간에 잠깐 들어본 기억이 날지도 모른다. 하지만 사실 효소는 매일 아침 우리가 먹는 된장국, 김치, 간장에도 있고 우리의 옷에도, 세탁세제에도 숨어 있다. 효소에 대한 이론이나 상식, 구체적인 증거를 몰라도 우리는 얼마든지 효소를 잘 이용해 왔다. 술, 치즈, 된장, 간장과 같은 발효식품은 효소를 이용한 대표적인 발명품이다.

효소를 어렵게 생각하지 말자. 효소는 바로 이러한 발효의 주인공이라고 이해하면 된다. 효소는 발효 외에 여러 가지 작용을 하지만 이름에서 알 수 있듯 우리에게 가장 큰 변화를 준 것이 바로 발효이기 때문이다.

효소(酵素)의 '효酵(술밑 효)'는 발효(醱酵)의 '효酵'이다. 부수 주 '酉'는 십이지의 '닭'이면서 동시에 상형문자로 술병, 독을 나타낸다. 그래서 술 주(酒), 마실 작(酢), 취할 취(醉), 따를 작(酌), 술 취할 명(酩) 등 술에 관련된 글자에는 모두 주(酉)가 붙어 있다. 그러면 '효孝'는 어떤 의미일까. '효孝'는 '노老'와 '자子'로 만들어진 글자로 부모와 자식 간의 관계를 나타낸다. 따라서 '주酉'와 '효孝'가 합해진 '효酵'는 술의 부모 자식관계라고 할 수 있다. 즉 '술의 원천', '효모' 등의 뜻이 된다. 나아가서 '술이 만들어질 때 일어나는 거품', 즉 술이 되는 상태 또한 표현한다.

술이 되기 전, 되는 과정, 되고 난 후의 화학반응 전반을 '효酵'가 표현하고 있다면 '효소(酵素)'는 그 반응을 일으키는 물질이라고 생각하면 되는 것이다.

물론 효소는 술을 만드는 화학반응보다 훨씬 복잡하고 대단한 일을 한다. 바로 '살아 있는 것'에 관련된 일이다.

생명체의 원천, 효소

나무는 살아 있는 생명체인가? 그렇다. 그렇다면 돌도 살아 있는 생명체인가? 아니다. 돌은 살아 있지 않다. 우리들은 직관적으로 생물과 무생물을 구별할 수 있다. 그러나 생물과 무생물의 명확한 차이, 즉 살아 있는 것이 어떤 것인가를 과학적으로 정의하는 것은 상당히 어려운 문제다.

옛날, 유기화합물(有機化合物)은 생물의 체내에서만 만들어지는 물질을 의미했다. 다시 말해 유기물이 '생명력'이라는 신비한 작용으로 생성되기 때문에 인간이 실험실에서는 만들 수 없다는 것이다. 그런데 1828년 독일의 뵐러가 그 당시에는 유기화합물이라고 생각하고 있던 요소(尿素)의 합성에 성공한 후, 과학자들은 여러 가지 유기화합물을 생명체의 몸속이 아닌 실험실에서 인공적으로 만들기 시작했다.

그러자 생명체에 대한 본질적인 의문을 갖게 되었다. 우리가 이제까지 신비롭게만 생각했던 생명이라는 것이 사실은 다른 물질과 같이 화학과 물리법칙을 적용할 수 있는 것은 아닐까? 즉, 생물이란 체내에서 다양한 화학반응을 일으키고 있는 이른바 '화학공장'과 같은 것일 수도 있다고 생각하게 된 것이다. 그리고 그 화학공장을 가동시키는 물질이 바로 단백질 덩어리인 효소이다.

Tip 유기화합물(有機化合物)

탄소가 주성분인 탄소 화합물을 통틀어 이르는 말이다. 동식물의 생명력에 의해서만 생성될 수 있다고 알려졌으나, 1828년 뵐러가 무기화합물에서 유기화합물인 요소(尿素)를 합성한 뒤로 유기화합물과 무기화합물의 구별이 없어졌다.

요소(尿素)

포유류의 오줌에 들어 있는 질소 화합물. 체내에서는 단백질이 분해 되어 생성되고, 공업적으로는 암모니아와 이산화탄소에서 합성된다. 비료, 요소 수지, 의약 등에 쓴다.

효소 연구의 역사

효소를 과학적으로 알게 된 것은 1800년대부터이다.

1878년에 독일의 퀴네가 효소를 '효모 속에(En) 존재하는 것(Zyme)'이라는 그리스어를 바탕으로 '엔자임ENZYME'이라고 이름을 붙였고 이 단어는 현재도 사용되고 있다. 앞서 말한 과학적인 발견을 통해 효소는 물질이고, 생물이 체내에서 일으키고 있는 화학반응은 신비한 생명체가 관련된 것이 아니라는 인식이 퍼져갔다. 이때 일어난 것이 유명한 '생기(生氣)논쟁'이다. 프랑스의 파스퇴르는 알코올이 만들어지는 발효는 효모라는 미생물 활동의 결과라는 것을 밝히고 미생물의 생명력 없이 발효는 일어날 수 없다고 주장했다. '모든 생물은 생물에서'라는 그의 말은 설득력이 있었다.

하지만 그런 이론에 대해 독일의 리히비는 발효가 효모의 사멸과 부패에 의해 일어나는 것으로 '발효소'에 의한 것이라고 주장했다. 발효는 어디까지나 화학적으로 일어나는 것으로 생명력과는 관계가 없다는 것이다.

이 논쟁의 결론이 난 것은 1897년, 파스퇴르가 죽은 지 2년 후이다. 독일의 브흐너가 으깬 효모를 사용해도 알코올 발효가 일어나는 것을 밝혀낸 것이다. 분쇄해서 생명력이 없는 효모로도 발효가 되어 리비히의 주장이 힘을 얻었다. 이때 브흐너는 알코올 발효를 일으키는 효소를 발견해 지마아제라고 이름을 붙였지만 오늘날 알코올 발효는 단일 효소가 아니고 12종류의 효소와 수 종류의 보효소(보조효소)의 상호작용에 의한 것임이 밝혀졌다. 알코올 발효는 이런 효소들이 효모의 세포 속에서 복잡한 반응을 반복해서 포도당을 알코올과 이산화탄소로 바꾸는 화학반응이다.

브흐너의 연구는 '효소연구의 여명'이라고 평가받고 있다. 그 후 1926년 미국의 섬너가 우레아제라는 효소를 결정체로 만드는 것에 성공했고 그것이 단백질이라는 것이 밝혀졌다. 효소의 정체는 단백질이었던 것이다. 그러나 이 발견이 바로 세계적으로 인정받은 것은 아니다. 당시 미국은 효소 연구가 상당히 뒤처져 있었다. 게다가 섬너는 무명의 화학자였다. 그래서 유럽의 화학자들은 격렬한 반론을 제기했다. 만일 우레아제가 단백질이라면 단백질 분해효소인 프로테아제로 분해되어야 하는데, 우레아제는 프로테아제의 영향을 받지 않기 때문이다. 우레아제는 상당히 견고한 구조이면서 결정화되기 쉬운 형태라고 한다. 그 후 다양한 효소가 결정화되고 그 모든 것이 단백질이라는 것이 밝혀졌다.

제 2차 세계대전이 일어나면서 각종 화학 분석기계가 발달했고 효소 연구는 비약적인 성과를 거두게 된다. 현재 존재가 확인된 효소만 약 3,000종류에 달한다.

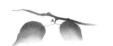

Tip   효모(酵母, yeast)

빵·맥주·포도주 등을 만드는 데 사용되는 미생물로, 곰팡이나 버섯 무리이지만 균사가 없고, 광합성능이나 운동성도 가지지 않는 단세포 생물의 총칭. 당을 발효시켜 에탄올과 이산화탄소를 생산하는 능력을 가진 것이 많은데, 이 성질은 맥주의 제조나 빵의 발효에 이용되고 있다.

효소는 단백질이다

그렇다면 효소가 단백질로 이루어졌다는 것은 무엇을 의미하는가. 단백질은 인체를 구성하는 중요 성분 중 하나이다. 세포 하나에는 수천 종의 단백질이 있으며 인체에는 10만 종의 단백질이 있다고 한다. 단백질은 아미노산이 복잡하게 결합되어 있지만 생물체의 단백질을 구성하고 있는 아미노산은 다음 표에 있는 20종류이다. 이 20종류의 아미노산 배열에 따라 10만 종의 단백질이 만들어지는 것이다.

인간은 섭취한 단백질을 이러한 아미노산으로 분해해서 흡수한다. 효소는 단백질이라는 것을 앞에도 설명했다. 즉, 체내에서 효소를 만들기 위해서는 재료인 아미노산이 필요하다. 이렇게 보면 효소를 섭취하기 위해서는 분해 작업을 생략할 수 있다는 의미에서는 아미노산을 섭취하는 것이 가장 빠른 길이라고 할 수 있다.

● 20종 필수 아미노산 (※는 필수아미노산)

발린※   특히 식물성 단백질에 많이 들어 있다.

류신※   α-아미노산이며 자연계에 널리 분포한다.

이소류신※   이 세 가지는 분기쇄 아미노산(BCAA)이라고 불린다. 운
              동할 때 에너지원과 단백질을 증가시키는 역할을 한다.

알라린   간장의 에너지원

아르기닌   혈관 등의 기능을 정상적으로 유지한다.

글루타민   위장과 근육 등의 기능을 정상적으로 유지한다.

리신※   포도당 대사 촉진과 칼슘 흡수에 포도당 대사를 촉진시
              키고 칼슘 흡수를 돕는다.

아스파라킨산   바로 쓸 수 있는 에너지원

글루타민   바로 쓸 수 있는 에너지원

프롤린   콜라겐의 주요 성분, 바로 쓸 수 있는 에너지원

시스테인   멜라닌색소의 생산을 억제한다.

트레오닌※   간장에 지방이 축척되지 않도록 한다.

메티오닌※   가려움의 원인이 되는 비타민의 혈중농도를 내린다.

히스티딘   신경기능에 작용한다.

페닐알라린※   기분저하와 기억력에 관련 있다.

티로신   여러 가지 유용한 아미노산을 만드는 데 필요하다.

트립토판※   여러 가지 유용한 아미노산을 만드는 데 필요하다.

아스파라킨   에너지 생성에 필요하다.

글리신   글루타티온과 혈색소 성분인 포리피린을 만드는 데 필요
              하다.

세린   인지질과 글리세린산을 만드는 데 필요하다.

2장

효소 기초수업

화학반응 시간을 단축시키는 효소

효소는 여러 가지 생물의 체내 세포에서 만들어진다. 그리고 필요한 장소에 필요한 양이 존재한다. 예를 들면 인간의 타액에는 전분을 분해하는 알파아밀라아제가 함유되어 있는데, 잘 씹어서 타액과 삼키면 소화가 빨라진다. 인간이 영양을 체내로 흡수하는 것은 주로 소장인데 소장에는 3대 영양소를 소화하기 위한 효소가 존재하고 있다.

소화뿐만이 아니다. 흡수된 영양을 필요한 세포에 보내는 것도, 체내에 축적된 독소를 소변이나 땀으로 배출하는 것도, 흡수한 효소를 연소시키는 것도 모두 화학반응이고 효소는 이 모든 화학반응에 관여하고 있다. 만일 효소가 없다면 생물은 화학반응을 일으키지 못하기 때문에 살 수 없다. 이 때문에 '생물은 효소로 가득 찬 자루'라고 이야기한다.

여기에서 다시 한 번 효소를 정의하면 다음과 같다.

'효소란 생체 중의 화학반응을 촉매(觸媒)하는 단백질이다.'

지금까지 '효소는 화학반응을 일으킨다'고 간단하게 표현했지만 더 정확하게 말하면 '화학반응이 잘 일어나도록 도와주는 물질'이다. 이러한 물질을 다른 말로 촉매라고 한다. 그리고 이 촉매 중에는 화학반응 속도를 최대 1,000만 배까지 빠르게 하는 것도 있다. 이것은 쉽게 말해 우주가 탄생해서 오늘까지 걸려서 끝나지 않은 반응(우주의 역사는 100억 년이다)을 단 1시간에 끝내는 촉매, 즉 효소가 있는 것이다. 어떻게 이런 일이 가능할까? 일반적으로 화학반응이 일어나기 위해서는 필요한 에너지 양이 있다. 이것을 흔히 '에너지의 벽'이라고 부른다. 촉매는 이 벽의 높이를 낮추어서 화학반응이 일어나기 쉽게 하는 것이다.

촉매가 역사적으로 주목받은 것은 1906년 독일의 하버와 보슈가 철분을 촉매로 사용해서 암모니아 합성에 공업적으로 성공한 때이다. 그들은 질소가스와 수소가스로부터 암모니아를 만들었지만 보통 이 두 가지 가스는 혼합해도 반응이 일어나지 않는다. 그런데 철분을 넣어주면 철분의 표면에 가스가 붙어서 쉽게 반응을 일으켜 암모니아가 생긴다. 두 사람의 화학자는 이 발견으로 노벨상을 받았다.

하지만 우리 몸에는 일반적인 화학약품보다 훨씬 뛰어난 촉매가 활발하게 활동하고 있다. 그리고 이 효소는 자기만의 특징이 있다.

좋아하는 것만 좋아해 : 기질특이성

효소는 자기와 정해진 짝궁이 있다. 그 짝궁이 아니면 촉매 역할을 하지 않는다. 그 짝궁을 기질이라고 부른다. 기질이란 효소가 작용해서 화학반응을 일으키는 물질을 말한다. 기질특이성(基質特異性)이란 하나의 효소가 하나의 정해진 대상에게만 작용하는 성질을 말한다. 즉, 하나의 효소는 한 종류의 화학반응만을 돕는다.

예를 들면 전분이나 셀룰로오스 모두 포도당으로 연결된 거대한 분자지만 아밀라아제는 전분만 분해한다. 셀룰로오스는 식물섬유를 주식으로 하는 다이어트 경험이 있는 사람은 한 번쯤 들어본 적이 있을 것이다. 인간은 셀룰로오스를 분해하는 효소가 없기 때문에 셀룰로오스를 섭취해도 흡수되지 않는다. 그 때문에 셀룰로오스가 함유된 식사를 하면 배는 불러도 영양분으로 흡수되지는 않아서 다이어트 식품으로는 최적이다.

이 기질특이성은 효소와 기질을 열쇠와 자물쇠 관계라고 생각하면 이해하기 쉽다. 효소가 정해진 상대에게만 작용하는 것은 융통성이 없어 불편해 보이지만 사실은 그렇지 않다. 하나의 세포 속에는 수백종의 효소가 존재하며 수백 가지 화학반응이 진행되고 있다. 그런데 하나의 효소가 여러 기질에 작용한다면 교통정리는 불가능해진다. 기질특이성이 있기 때문에 세포 속에서 복잡한 화학반응이 질서정연하게 일어나고 있는 것이다.

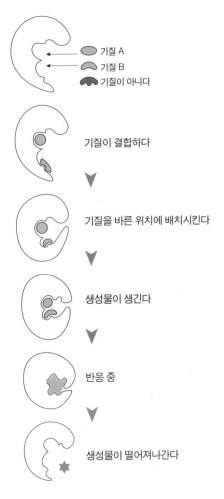

〈효소와 기질은 열쇠와 열쇠구멍〉

기질 A
기질 B
기질이 아니다

기질이 결합하다

기질을 바른 위치에 배치시킨다

생성물이 생긴다

반응 중

생성물이 떨어져나간다

체내에서 가장 활발하게 활동하는 효소

일반적으로 화학반응은 온도가 높아지면 빨라진다. 실험실에서 시험관과 비커를 가열하면서 실험하는 것은 그 때문이다. 그런데 효소는 상온에서 가장 잘 반응한다. 특히 효소의 반응이 가장 빠른 온도는 대략 37℃ 전후이다. 바로 체내에서 가장 활발하게 활동하는 것이다. 그리고 효소는 단백질이기 때문에 열을 받으면 성질이 변한다. 그래서 고온에서는 제 기능을 하지 못한다. 물론 효소 중에는 고온에서 견디는 것도 있지만 대개 40℃를 넘으면 반응이 약해진다.

pH(1에서 14까지 나누어 7이 중성, 이보다 높으면 알칼리성, 낮으면 산성이다)에 대해서도 같은 관계이다. 보통의 효소는 pH7, 즉 중성에서 가장 강한 작용을 한다. 그러나 예외도 있어서 위에서 활동하는 단백질 분해효소 펩신은 위산에 지지 않기 위해 강산성인 2에서 최적으로 활동한다. 같은 단백질 분해효소라도 산이 없는 소장에서 활동하는 트립신의 최적pH는 7.5의 중성이다. 각 효소의 최적pH는 활동하는 영역에 적합하게 되어 있다. 따라서 식생활이 잘못되어 체액의 pH가 흐트러지면 효소가 잘 활동할 수 없게 된다. 그러면 건강에 이상신호가 오게 되는 것이다. 몸이 정상적인 상태를 유지하기 위해서는 효소가 활동하기 쉬운 환경을 만드는 것이 중요하다.

자기가 필요한 때를 아는 효소

화학반응의 목적이 충분히 달성되면 효소의 촉매작용은 약해진다. 반대로 어떤 물질이 필요해지면 호르몬 등의 작용으로 효소가 활성화되어 그 물질을 합성한다. 이처럼 효소반응은 필요에 따라 체내에서 조절되고 있다. 효소의 대표적 특징은 이상과 같은 3가지이다. 효소와 같은 우수한 촉매는 달리 없다.

왜 비타민과 미네랄이 필요한가

앞서 '코엔자임Q10'이라는 효소에 대해 설명했다. 'CoQ10'이 란 '코엔자임10(보효소10)'이라는 의미이다.

효소에는 두 가지 종류가 있다. 하나는 전부 단백질로 되어 있으 며 자기 혼자 작용하는 것이다. 다른 하나는 자기 이외의 물질과 결 합해서 그 물질의 힘을 빌리지 않으면 기능할 수 없다. 후자의 설명 중 효소와 결합해서 효소를 보조하는 물질을 보효소라고 한다. 그리 고 효소의 반 이상은 보효소의 힘을 빌리고 있다.

예를 들면, 사람은 맨손으로 나무를 자를 수 없지만 톱이 있으면 나무를 자를 수 있다. 인간을 효소라고 한다면 톱에 해당되는 것이 보효소이다. 톱만 있고 사람이 없으면 나무를 자를 수 없는 것과 마 찬가지로 보효소 자체에는 촉매작용이 없다.

조금 더 구체적으로 설명하면, 체내에서 A라는 물질이 산화되어 B라는 화학물질로 변하는 화학반응이 일어난다고 할 때 A가 산화된 다는 것은 A로부터 수소가 제거되는 것을 말한다. 이렇게 제거된 수 소는 다른 무언가와 또 반응을 해야 하는데 만약 수소가 갈 곳이 없 으면 효소가 아무리 노력해도 A는 B로 바뀌지 않는다. 보효소는 바 로 이 수소를 받아주는 역할을 해 반응이 일어나게 한다.

그렇다면 보효소에는 어떤 물질이 있을까. 바로 비타민과 미네랄 과 같이 미량영양소라고 불리는 것들이 있다. 비타민, 특히 비타민 B군은 보효소로서 중요한 역할을 한다. 호흡하고 근육을 움직이고 뇌를 사용하는 등의 모든 생명활동의 원천이 되는 에너지는 세포의 미토콘도리아에서 생성되는 ATP를 만드는 효소군의 보효소가 비타민B군이기 때문이다. '코엔자임Q10'은 보효소이지만 엄밀하게 말하면 비타민은 아니다. 그렇지만 비슷한 역할을 하기 때문에 '비타민Q'라고도 한다.

사실 왜 칼륨, 마그네슘, 망간, 아연 등의 미네랄들이 인체를 구성하고 있는지 수수께끼인 시기도 있었지만 그 비밀은 이제 풀렸다. 이것들은 효소를 움직이는 보효소 역할을 하는 것이다. 마그네슘은 300가지 효소의 보효소라고 한다. 이 말은 마그네슘이 부족하면 300가지의 효소가 기능하지 않아, 300가지의 체내 화학반응이 제대로 일어나지 않는다는 것을 뜻한다. 미량영양소라고 하지만 그 영향력은 이처럼 대단하다. 이런 중요한 기능을 수행함에도 비타민과 미네랄은 체내에서 생성되지 않기 때문에 음식으로 직접 섭취해야 한다. 그래서 건강을 이야기할 때 비타민과 미네랄은 빠지지 않는 것이다.

반딧불이와 누에고치

어릴 적 반딧불이에 신기해하고 누에고치를 열어보려고 안간힘을 썼던 기억이 있을 것이다. 왜 반딧불이는 빛날까? 누에는 고치 속에서 나비가 된 다음 어떻게 고치를 빠져 나올까? 하는 소박한 질문도 해보았을 것이다. 실은 반딧불이가 빛나는 것도 나비가 튼튼한 고치를 뚫고 나오는 현상에도 효소가 관계되어 있다.

반딧불이가 빛나는 것은 엉덩이 부분에 있는 루시페라아제라는 효소가 ATP의 힘을 빌려 루시페린이라는 물질에 작용해서 빛을 내는 것이다. 반딧불이에서 루시페라아제의 유전자를 뽑아서 다른 생물체에 집어넣으면 그 생물도 빛이 난다. 실제로 그 유전자를 담배

잎에 넣어서 잎맥을 빛나게 하거나 송사리의 난자에 주입해서 빛나는 송사리를 태어나게 해서 화제가 된 적도 있다. 또한 대장균에 주입해서 빛나는 대장균을 만들어 그 대장균을 이용하여 발암물질을 찾아내기까지 한다.

나비가 그 딱딱한 번데기를 탈출할 수 있는 것도 고쿠라제라는 효소를 분비하면 번데기가 녹기 때문이다. 고쿠라제는 단백질 분해효소의 한 종류이다. 이것은 번데기의 섬유를 녹이는 것이 아니라 섬유들을 이어주는 세리신이라는 단백질을 분해하는 것이다.

반딧불이와 누에고치뿐만이 아니다. 자연계에는 효소반응이 넘쳐난다. 또 우리 생활 속에서도 효소를 빼면 삶이 이루어지지 않을 정도로 다양한 분야에까지 효소가 이용되고 있다. 다만 효소가 눈에 보이지 않기 때문에 별로 의식하지 않을 뿐이다. 의식하지는 못하지만 생활을 윤택하게 하는 효소. 우리 주위 어떤 곳에서 효소가 이용되고 있는지 그 일부를 소개하겠다.

세제와 치약 이야기

산업용 효소 중에서 가장 많이 소비되는 것이 세제용 효소다. 세제용 효소는 한 번 사용하면 버려지기 때문이다.

효소가 때를 없애는 원리는 다음과 같다. 의류의 때를 분석해 보면 유분이 75%, 흙, 그을음과 같은 무기질이 15%, 피부각질, 노폐물 등의 단백질이 10% 정도 된다. 이 세 가지 성분을 분해하기 위해서 세탁용 세제에는 지방 분해효소(리파아제), 단백질 분해효소(프로테아제), 그리고 섬유 성분인 셀룰로오스를 분해하는 효소(셀룰라아제) 등이 배합된다. 식기용 세제에는 여기에 전분 분해효소(아밀라아제)가 첨가된다.

세제에 효소를 사용하게 된 것은 세제의 본체인 계면활성제로는 단백질 오염원을 제거하기 힘들기 때문이다. 계면활성제는 하나의 분자 속에 물과 친한 성격과 물을 싫어하는 성격 양쪽을 동시에 가지고 있다. 물을 싫어하는 성격은 역시 물을 싫어하는 기름기와 결합하고 물과 친한 성격은 그것을 물로 녹인다. 이런 원리에 의해 때가 섬유에서 분리된다.

문제는 계면활성제가 기름기는 잘 제거하지만 단백질은 잘 제거하지 못한다는 점이다. 그래서 프로테아제를 첨가하기로 했다. 프로테아제가 단백질 때를 분해해서 때가 섬유에서 떨어지기 쉬운 상태가 되면 계면활성제가 오염원을 제거하는 것이다. 이것이 성공하자 이후 리파아제와 셀룰라아제도 첨가하였다.

셀룰라아제는 때를 분해하지 않고 때가 묻은 섬유 자체를 분해한다. 그렇지만 셀룰라아제의 작용은 섬유의 기본 구조에까지는 미치지 않는다. 또한 배합된 양도 적어 섬유가 누더기가 되는 일은 없다.

세탁세제 외에 효소를 이용하는 것이 치약이다. 충치는 일종의 감염증인데 그 원인균은 스트렙토코커스 무탄스균이다. 이 세균은 설탕을 원료로 덱스트란이라는 점막성이 있는 물질을 생산해서 세포 주위에 끈적끈적한 막을 만든다. 이것이 모여서 치석이 되고 치석에는 다른 세균들도 살게 된다. 이 세균들은 에너지를 얻기 위해 입안에 들어온 단 것(글루코스)을 유산(乳酸)으로 바꾼다. 이 유산이 치아의 에나멜질을 녹여 충치가 생긴다.

치약에는 텍스트라나아제라는 효소가 들어 있다. 이 효소가 텍스트란을 분해해서 치석을 제거한다. 이 효소가 활동할 시간을 주기 위해서도 양치질은 시간을 들여 천천히 하는 것이 좋다.

Tip 계면활성제(界面活性劑, surfactant)

성질이 다른 두 물질이 맞닿을 때에, 경계면에 잘 달라붙어서 표면이 서로 밀어내는 힘을 크게 줄이는 물질. 비누, 합성세제 등을 말한다.

청바지 가공할 때도 효소가 사용된다

세제에서 쓰인 셀룰라아제라는 효소는 청바지를 가공할 때도 사용된다. 색이 진한 새 청바지를 일부러 낡은 청바지처럼 보이도록 만드는 가공 역시 효소가 담당하는 것이다.

처음에는 '스톤워시법'이라는 기술로 청바지의 물을 빼냈다. 이것은 분쇄한 돌가루와 표백제로 청바지를 드럼형 세탁기에 세탁하는 약간 거친 방법이다. 하지만 이렇게 하면 천이 상하고 세탁기도 심하게 마모되고 만다. 이러한 문제를 해결해 준 것이 셀룰라아제라는 효소이다. 셀룰라아제 액에 청바지를 담가 두면 청바지의 섬유 표면이 분해되어 부드러운 느낌의 중고품이 된다. 이것을 '스톤리

스바이오워시법'이라고 한다.

셀룰라아제는 면이나 마에 작용하기 때문에 청바지 가공뿐만 아니라 흡수성이 좋은 수건을 만들 때도 사용하면 좋다. 이 외에 섬유와 관련된 대표적인 효소에는 면직물에 풀을 먹일 때 사용한 전분을 제거하는 데 사용하는 아밀라아제와 견직물에서 여분의 단백질을 제거하고 비단 특유의 광택과 느낌을 살리는 프로테아제가 있다. 또한 양모의 털이 오그라드는 것을 방지하기 위해서는 파파인이라는 단백질 분해효소를 사용한다. 가죽제품도 프로테아제 등을 이용해서 털이나 그 밖의 단백질을 제거하고 있다. 이렇듯 매일 입는 옷에도 여러 가지 효소가 관련되어 있다.

효소는 설탕보다 달게 만든다

청량음료의 원료 표시를 잘 살펴보면 사용감미료 부분에 '과당포도당액당'이라고 쓰여 있는 것을 찾을 수 있다. 이것은 이성화당이라고 부르는데 청량음료에는 설탕을 사용하지 않고 이성화당을 사용한다. 가장 큰 이유는 이성화당이 설탕에 비해 싸기 때문이다.

설탕은 사탕수수와 사탕무의 즙을 짜서 정제해 만드는 고가품이다. 여기에 비해 포도당은 전분을 분해해서 만든다. 옥수수와 감자를 이용하면 많은 양의 전분을 싼 가격에 얻을 수 있다. 이것을 아밀라아제로 분해하면 설탕보다 훨씬 싼 가격으로 당을 만들 수 있다.

그런데 이렇게 만들어진 포도당은 설탕에 비해 단맛이 60% 정도밖에 되지 않는다. 감미료로서는 낙제점이다. 당류 중 가장 단 것은 과일 중에 들어 있는 과당으로 설탕보다 1.7배 달다. 또한 과당은 온도가 내려가면 단맛이 증가하는 성질이 있어 청량음료에는 안성맞춤이다. 그러나 과당은 다량으로 싼값에 얻을 수 없다.

이러한 문제를 해결하기 위해 값이 싼 포도당을 원료로 과당을 만들고자 하는 실험을 하게 되었다. 여러 가지 시행착오 끝에 글리코오스이소메라제라는 효소가 포도당을 과당으로 변화시킨다는 것을 알게 되었다. 이 효소를 발견함으로써 싼 값에 설탕보다 1.2배의 더 단 당을 만들게 되었다. 이것이 이성화당인데 이성화라는 것은 같은 구성물질로 되어 있어도 서로 얽혀 있는 구조가 다른 관계인 이성체가 상호작용하는 것을 말한다. 과당과 포도당은 같은 당이지만 구조가 다른 이성체이기 때문에 이 둘 간에 만들어진 당을 이성화당이라고 하는 것이다.

이성화당을 만들 때는 재미있는 현상이 일어난다. 글리코오스이소메라제는 포도당을 과당으로 바꿀 뿐 아니라 과당을 포도당으로도 바꾼다. 따라서 포도당에 글리코오스이소메라제를 첨가하면 과당이 만들어지고 그 과당이 전체의 45% 정도 되면 눈에 보이는 반응은 정지한다. 이유는 글리코오스이소메라제가 그 시기에는 기존에 만들어진 과당을 포도당으로 변환시키기 때문이다.

즉, 이런 반응으로는 포도당과 과당이 반씩 섞인 생성물만 얻을 수 있다. 그래서 결과물 중 포도당이 많은 경우는 '포도당과당액당'이라고 하고 과당이 많으면 반대로 '과당포도당액당'이라고 한다. 이성화당은 결정체로 만들기 어렵기 때문에 '액당(液糖)', 즉 액체 형태를 띠기 때문이다.

당에 관한 이야기가 나왔으니 프락토올리고당에 대해서도 알아보자. 설탕은 충치, 비만 그리고 당뇨병의 원인이 되기 때문에 단맛을 내면서도 신체에 해가 없는 감미료가 필요하다. 설탕의 가장 큰 문제는 몸 안으로 쏙쏙 흡수된다는 것이다. 만약 인간이 소화시키기 어려운 당이 있다면 섭취를 해도 그대로 배출되기 때문에 비만과 당뇨병을 걱정할 필요가 없어질 것이다.

그러한 당이 바로 프락토올리고당이다. 설탕은 포도당에 1개의 과당이 결합된 당이다. 2개 이상의 과당을 결합시킨 것인 프락토올리고당은 당도가 설탕의 1/3밖에 되지 않지만 몸 안에서 분해, 흡수되지 않아서 비만과 당뇨병을 일으키지 않는다. 더구나 장내세균 중 선옥균(善玉菌)인 비피더스균의 영양분이 되어 비피더스균을 증식시킨다. 실제로 프락토올리고당을 노인에게 제공한 결과 비피더스균이 100배에서 1,000배까지 증식했다는 보고가 있다. 비피더스균이 증식하면 장내 세균의 세력관계가 선옥균 우위가 되어 변비 해소와 대장암 예방에도 도움이 되는 것으로 기대되고 있다.

하지만 프락토올리고당은 양파와 우엉에 미량 함유되어 있을 뿐 잘 만들어지지 않는다. 다행히 여러 번의 실험을 통해 검은 곰팡이가 생성하는 효소를 고농도의 설탕에 넣고 고온을 유지하면 프락토올리고당이 만들어지는 것을 발견했고 이 당은 실용화될 수 있었다.

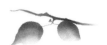

비피더스균(Lactobacillus bifidus)

사람의 장 속에 살고 있는 젖산균이다. 이것이 부족하면 설사를 일으키기 쉽다.

젖산균(lactic acid bacteria)

글루코오스 등 당류를 분해하여 젖산을 생성하는 세균으로 유산균이라고도 한다. 발효를 일으키는 균으로 김치 등의 발효식품을 만든다. 또, 포유류의 장내에 서식하여 잡균에 의한 이상발효를 방지하여 정장제(整腸劑)로도 이용되는 중요한 세균이다.

━ 우유를 소화시키려면 효소가 필요해!

우유를 마시면 복통이 생기고 설사를 하는 사람들이 적지 않다. 이런 증상을 유당불내증(乳糖不耐症)이라고 하는데, 아시아인은 2명 중에 1명이 유당불내증이라고 한다.

이 유당불내증의 원인은 우유의 주요한 당분인 유당을 분해하는 락타아제의 활동이 약해서 우유가 소장에 도달해도 유당이 그대로 남아 있기 때문이다. 유당은 글루코오스와 락토오스로 분해되어야 하는데 이것이 우유인 그대로 결장에 도달하면 그곳에서야 장내세균에 의해 분해되기 때문에 다량의 탄산가스, 수소가스, 염증의 원인이 되는 유기산이 발생해 복통을 일으키는 것이다. 즉, 우유를 마시기 위해서도 효소의 도움이 필요하다.

또 과일 통조림과 주스를 만들 때도 효소가 큰 역할을 한다. 백도는 과육과 과즙 그대로는 통조림을 만들 수 없다. 과육의 일부 색소가 통의 주석과 반응해서 자색으로 변하기 때문이다. 그래서 안토시아나제라는 곰팡이로부터 만든 효소를 이용해 과육의 색소가 반응하지 못하도록 한다.

사과주스도 마찬가지이다. 과즙에 펙티나아제라는 효소를 첨가하지 않으면 과즙이 탁해지고 맛도 안 좋아진다. 여름 밀감으로 만든 주스는 쓴맛을 없애기 위해 효소를 사용한다. 밀감 통조림은 운송 중에 흔들리면 시럽이 백색으로 혼탁해져 우유처럼 된다. 이것은 과즙 중에 존재하는 헤스페리진이라는 물질이 시럽으로 나와 굳어져 결정이 만들어지기 때문이다. 그래서 헤스페리지나제와 β-글루코시다제라는 효소를 이용해서 하얗게 탁해지는 현상을 방지한다.

술이나 치즈, 홍차 등의 발효식품에 관한 효소에 대해서 쓰면 끝이 없다. 우리 생활 속에서는 이것도 효소 저것도 효소, 모든 것이 효소와 관련되어 있다.

효소, 만들 수 없을까?

그렇다면 이렇게 중요한 효소는 어떻게 공급될까? 필요한 만큼 인공적으로 만들 수 있을까?

효소를 인공적으로 실험관 속에서 합성하는 것은 현재로서는 불가능하다. 거의 만들 수 있는 단계에까지 접근해 있지만 아직은 만들지 못하고 있다. 하지만 효소는 일상생활에서 세제와 치약뿐만 아니라 건강보조제품, 의약품, 식품 등에 광범위하게 이용되고 있다. 이 효소들은 어떻게 만들어지는 것일까.

인공적으로 효소를 만들 수 없기 때문에 효소를 생산하기 위해서는 다른 생물이 만들도록 하는 수밖에 없다. 일반적으로 가장 많이 사용되는 것이 미생물, 즉 세균(박테리아), 곰팡이, 효모 등이다. 이러한 미생물을 사용하는 가장 큰 이유는 증식속도가 빠르기 때문이다. 대장균은 20분에 한 번씩 분열해서 한 개가 두 개가 된다. 이 속도로 분열을 계속하면 2일 후에는 지구의 무게보다 4,000배나 무거워진다. 물론 이것은 계산상의 이야기일 뿐이다. 실제로는 그 정도로 대량의 대장균을 배양할 영양분을 공급하는 것이 불가능하기 때문에 증식이 멈춘다. 그렇지만 배양액 1ml 정도로 10억 개의 동일한 세포를 하룻밤 사이에 만들 수 있기 때문에 증식한 세포를 가둘 설비만 크게 만든다면 얼마든지 계속 배양할 수 있다.

따라서 효소를 생산하기 위한 첫 번째 작업은 만들고자 하는 효소를 가장 효율적으로 생산하는 미생물을 찾는 일이다. 최근에는 유전자 조작기술이 발달해서 미생물이 본래 가지고 있지 않은 효소까지도 그 미생물이 만들게 할 수 있다.

일단 미생물이 효소를 만들면 그것을 추출해야 하는데 이때 중요한 것은 그 효소의 위치를 아는 것이다. 효소는 각 효소마다 있는 곳이 다르다. 세포 중의 세포질에 존재하는 것, 세포막 속이나 표면에 결합되어 있는 것, 세포로부터 밖으로 나오는 것 등으로 있는 곳에 따라 추출하는 방법이 달라진다. 예를 들어 세포 밖으로 나오는 효소의 경우는 배양 후, 배양액에서 세포를 제거한 후 남은 배양액에서 효소를 추출한다. 세포 내에 존재하는 효소라면 세포를 모아서 세포벽을 파괴한 후 제거하고 남은 배양액에서 효소를 추출해야 한다.

남은 배양액(보효소액이라고 한다)에는 다른 단백질이나 원래 얻고자 하는 목적과 다른 효소도 섞여 있다. 거기에서 필요한 효소만을 분리하고 정제하는 데는 노하우가 필요하며 시행착오를 거듭하면서 효소의 배양 방법을 확립하게 된다.

바이오리액터

인공적으로 효소를 만들 수 없는데 대량으로 효소를 사용하여 상품을 만들어야 한다면 어떨까? 위에서 설명한대로 만약 효소가 한번 쓰이고 버려지면 상품을 생산하는데 막대한 비용이 들 것이다.

그래서 공장에서는 효소를 고정화시키는 방법을 사용한다. 이것은 물에 녹기 쉬운 효소를 움직이지 않게 한곳에 붙들어 놓는 것이다. 예를 들면 한천처럼 만들거나 미세한 구멍이 있는 세라믹에 화학적으로 부착시키거나 해서 효소가 활성을 지닌 상태로 흘러내리지 않게 고정시키는 것이다. 그리고 이것을 관에 넣어 위에서 효소에 반응시키고자 하는 물질을 붓는다. 이 물질이 관을 통과하는 동안 반응을 일으키고 생성물만 밑으로 흘러내리게 하는 것이다. 이런 장치를 바이오리액터(생물반응기)라고 한다. 세제 이야기에서 효소가 한번 사용하고 버려지기 때문에 대량으로 소비된다고 기술했다. 바이오리액터의 경우 효소 활성만 유지되면 연속적, 반영구적으로 효소를 이용할 수 있다.

효소의 미래

효소의 중요한 역할이 알려짐에 따라 학계에서는 DNA를 통한 효소 연구가 활발하게 이루어지고 있다.

세포분열로 한 개의 세포가 두 개가 될 때 생성된 두 개의 세포는 원래 세포의 복제물로 완전하게 원래 세포와 같은 성질을 유지한다. 그런데 유전정보(DNA)의 일부가 어떤 이유로 변화하면 원래의 세포와는 다른 성질의 세포가 되는 경우도 있다. 이것을 '돌연변이'라고 한다. '유전자조작'이란 이 돌연변이를 인공적으로 일으키는 것으로 지금은 일상적으로 이루어지고 있다.

유전자조작을 다루는 학문을 유전공학이라고 하는데, 이것은 효소의 변형에도 이용할 수 있다. 효소는 단백질이며 이 단백질을 구성하는 아미노산의 배열이 결정된 것이 DNA이므로 DNA를 조작해서 아미노산의 배열을 바꾸거나 다른 아미노산으로 변환시키면 필요한 성질을 가진 효소를 만들어낼 수 있는 것이다.

물론 완전히 새로운 효소를 인공적으로 만드는 것은 아직 불가능하다. 그러나 유전공학의 발달로 효소를 개량할 수 있게 되었다. 유전공학과 단백질공학이 점점 발전해서 필요한 효소를 자유롭게 만들 수 있게 된다면 세상은 어떻게 변할까. 어떤 화학자는 "태양에너지를 화학에너지로 바꿀 수 있고 화학에너지를 기계적 에너지나 전기에너지로 바꿀 수 있다. 원전도 필요 없다. 석유와 석탄을 연소시킬 때 발생하는 이산화탄소가 지구를 온난화시킬 염려도 없어진다. 식량은 대량으로 생산할 수 있고 셀룰로오스도 마음대로 만들 수 있어 산림을 벌채할 필요가 없어진다"는 꿈을 꾼다. 이것은 물론 쉬운 일이 아니다.

과학의 진보는 늘 새로운 문제를 만들어낸다. 효소는 우리들 생명 현상 그 자체이다. 이것을 만들어낼 수 있게 된다는 것은, 곧 인간이 인간의 필요로 인간의 생명을 조작하는 그런 무서운 세상을 만들 가능성이 있음을 부정할 수는 없다.

최신면역학 소개

니가타 대학 대학원 의학부 교수 아보 도오루(安保 徹) 씨가 쓴 《면역혁명》이라는 아주 흥미로운 책이 있다. 면역학의 수수께끼를 풀어놓은 내용들로, 왜 서양의학이 병을 고치지 못하는지, 병을 고치는 면역학이란 어떤 것인지를 열정적으로 이야기하고 있다. 한번 읽어보기를 권한다. 여기에서는 이 책과 관련 있다고 생각되는 부분만을 간략하게 소개하겠다.

우리들의 면역시스템을 담당하고 있는 것은 백혈구이다. 백혈구는 크게 나누어 세 가지가 있다. 마크로퍼지, 과립구(顆粒球), 림프구이다. 마크로퍼지는 이물질을 먹어 치워서 처리하는 세포로 면역시스템의 두목이라고 할 수 있다. 과립구와 림프구는 마크로퍼지가 진화 한 것으로 마크로퍼지의 먹어 치우는 능력을 높인 것이 과립구, 먹어 치우는 능력을 퇴화시켜 이물질에 붙어서 처리하는 새로운 능력을 익힌 것이 림프구이기 때문이다. 세균 같은 큰 이물질은 과립구가, 바이러스 같은 작은 이물질은 림프구가 담당한다. 과립구가 이물질과 싸우면 화농성 염증이 생긴다. 예를 들면 여드름이 그렇다. 림프구가 싸울 때는 보송보송한 투명한 액체가 나온다. 감기가 걸렸을 때의 콧물도 마찬가지다.

과립구가 이물질과 싸우는 것은 그 정보가 남지 않아 면역이 성립되지 않는다. 림프구의 경우는 한번 이물질을 처리하면 면역이 성립되어 두 번 다시 같은 병에 걸리지 않는다. 하지만 림프구가 새로운 능력을 익혔다 하더라도 마크로퍼지의 지시가 없으면 움직이지 않는다. 따라서 마크로퍼지가 두목이다. 왜 마크로퍼지는 과립구와 림프구로 진화할 필요가 있었을까.

인간은 물에 살다가 진화한 것이라 처음에는 수중에 있었다. 수중과 육상은 필요한 면역시스템이 다르다. 수중에는 외부에서 몸속으로 침투하려는 항원이 적기 때문에 신체를 공격하는 것은 오히려 자기 내부의 이상세포이다. 그것을 감시하고 몸을 보호하는 면역시스템이 필요하다.

반면 육상에서는 수중과는 비교가 안 될 정도로 산소를 많이 사용한다. 사용하는 에너지도 압도적으로 증가한다. 운동량도 비약적으로 늘어서 그만큼 외부 항원에 노출될 기회도 늘어난다. 수중에서 육상으로 올라오면서 면역시스템이 내부지향에서 외부지향으로 바뀌지 않으면 안 되게 된 것이다. 아보 도오루 씨는 수중면역을 '오래

된 면역', 육상면역을 '새로운 면역'이라고 부르고 있다. 여기에서 중요한 것은 오래된 면역이 새로운 면역으로 전부 바뀐 것은 아니라는 것이다. 오래된 면역에 새로운 면역이 덧씌워진 것이다. 따라서 지금 우리들의 면역체계에도 오래된 면역과 새로운 면역이 있다. 그렇다면 어느 쪽의 영향력이 더 강할까? 면역력을 높여서 병을 고치려고 할 경우 보다 중요한 것은 내부지향의 오래된 면역 쪽이다.

새로운 면역의 거점이 되는 곳은 늑골의 뒤쪽에 있는 흉선이라는 조직이다. 흉선은 아가미의 흔적이다. 물고기를 생각해 보라. 물고기에게 외부 항원이 처음으로 들어오는 곳이 아가미라는 것을 떠올리면 아가미의 흔적인 흉선이 외부 항원에 대한 새로운 면역의 거점이 되는 것은 쉽게 이해할 수 있다. 이렇게 오래된 면역은 소화기 주위와 간장, 또는 자궁에 많이 있다.

노화, 암, 자기면역질환, 스트레스, 임신 이런 일이 생기면 우리들의 몸은 오래된 면역으로 전환된다. 자기항체를 형성해서 이상세포를 처리하려고 하는 것이다. 실제로 임신했을 때 태아가 이상세포로 인식되어 실제로 공격을 받으면 임신중독증이 된다. 그럼 어떻게 하면 오래된 면역을 다시 정상적으로 작동시킬 수 있을까. 그것을 자율신경의 균형을 잡는 일이라고 아보 도오루 씨는 말한다.

백혈구는 자율신경의 지배를 받고 있다. 자율신경은 교감신경, 부교감신경의 균형으로 조절되고 있는데, 교감신경은 긴장, 운동, 고민과 같이 흥분할 때 작용하고, 부교감신경은 휴식, 음식의 섭취, 수면과 같이 이완될 때 작용한다. 이 같은 자율신경은 우리들의 의사와는 관계없이 작용하기 때문에 교감신경을 작용시켜야 되겠다고 아무리 생각해도 교감신경은 작용하지 않는다. 그러나 정신이나 신체를 이완상태로 만들면 부교감신경을 우위에 오게 할 수는 있다.

아침에 일어나면 부교감신경에서 차차 교감신경이 우위가 되어 우리들은 활동적이 된다. 그리고 밤이 되면 점점 부교감신경이 우위가 된다. 이런 리듬은 계절에도 적용할 수 있어 겨울은 교감신경 우위, 여름은 부교감신경 우위가 된다.

자율신경의 리듬은 백혈구와도 같이 연동되고 있다. 교감신경이 우위가 되면 과립구가 증가한다. 교감신경 우위로 활동적이 되면 세균에 감염될 기회도 늘어나며 그것에 대응하기 위해 과립구도 늘어난다. 부교감신경이 우위가 되면 림프구가 증가하는데 림프구를 증가시키면 작은 이물질에 대응할 수 있다.

이렇게 우리 몸의 면역시스템은 아주 잘 만들어져 있다. 하지만 여러 가지 요소들이 균형을 잡고 있는 만큼 일단 자율신경의 균형이 무너지면 여러 가지 병에 걸리게 된다. 교감신경이 지나치게 우위가 되면 과립구가 너무 많아져서 조직을 파괴하는 병에 걸린다. 반대로 부교감신경이 지나치면 림프구가 너무 많아 알레르기성 병이 된다.

자율신경의 균형을 무너뜨리는 가장 큰 원인은 스트레스이며 스트레스는 면역력을 저하시키고 난치병을 만든다고 아보 도오루 씨는 말한다.

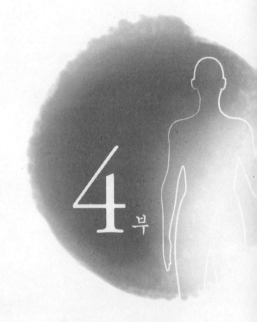

4부

효소욕에서는
어떤 현상이 나타나는가?

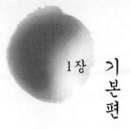

1장 기
본
편

이번 장에서는 동경을 중심으로 많은 효소욕 시설을 운영하는 (주) 효소미건센터의 대표에게 효소욕은 어떤 것이고 어떤 효과가 있는 것인지 자세히 알아보았다.

➤ 효소욕 하는 법

Q : 우선 효소욕이 무엇인지, 어떤 시설인지 알고 싶습니다. 예를 들어 제가 처음으로 효소욕을 하러 갔다면 어떤 순서를 밟게 됩니까?

A : 저희 효소욕장에서는 처음 오신 손님에게는 설문지를 받습니다. 그 목적은 우선 사고를 미리 방지하기 위한 것입니다. 저혈압이

나 빈혈이 있는 사람이 효소욕을 하면 어지러울 수 있습니다. 효소욕이기 때문에 특별히 어지러운 것이 아니라 보통 목욕탕에서도 저혈압이나 빈혈이 있는 경우 약간의 현기증을 느끼는 것과 비슷합니다. 그래서 가능하면 기분 좋은 상태에서 효소욕을 할 수 있도록 체크를 하는 것입니다. 그리고 손님의 몸 상태 중 좋지 않은 부분을 직원들이 파악하기 위한 목적도 있습니다. 무릎이 아픈지 허리가 아픈지에 따라서 쌀겨를 덮는 방법이 약간 달라집니다. 그 다음은 탈의실에서 옷을 다 벗고 욕의로 갈아입습니다. 효소욕 통이 준비되면 들어오시게 합니다.

Q : 속옷까지 다 벗어야 하나요?
A : 반바지가 준비되어 있지만 알몸이 좋습니다. 이 경우에는 손님이 준비되기 전까지 직원들이 들어가지 않습니다. 쌀겨가 들어 있는 사각 통에 누워서 사람들에게 보이고 싶지 않은 부분에 직접 쌀겨를 덮게 합니다. 그 후에 직원을 부르면 직원이 들어가서 손님 몸에 쌀겨를 덮어 줍니다. 덮을 때는 반드시 손으로 덮습니다. 먼저 발바닥부터 시작해서 무릎, 팔꿈치, 팔, 어깨, 그리고 가슴부위, 복부, 목 부위, 마지막으로 눈입니다. 손님 주위를 시계방향으로 돌면서 덮습니다. 순서는 전부 정해져 있고 직원들은 연수를 통해서 덮는 방법을 배웁니다.

Q : 쌀겨를 덮는 방법에 능숙한 사람과 서툰 사람이 있다는데요?
A : 보고 있으면 누구나 할 수 있을 것처럼 쉬어 보일지 모르겠습니

다만 쌀겨를 덮는 기술을 완전히 익히는 데 1년 정도 걸립니다. 직접 3,000명 정도 덮어 보지 않으면 능숙하게 하지 못하는 것 같습니다. 손님들은 금방 알아채고는 "저 사람은 잘 덮는군", "저 사람은 서툰데" 하고 이야기합니다. 직원들은 모두들 잘하려고 노력하지만 실제로는 능력 차이가 납니다.

Q : 기술이라면 손님에게 불쾌감을 주지 않는다는 의미인가요? 아니면 무엇인가 의학적 의미가 있습니까?
A : 효소욕은 손님이 편안함을 느낄 수 있도록 하는 것이 첫째입니다. 특히 처음으로 오신 손님은 무엇을 어떻게 해야 하는지 모르고 오시기 때문에 긴장하지 않도록 하는 것이 첫째입니다. 거기에 손님을 기분 좋게 하는 기술이 덧붙여집니다. 예를 들어 통 속의 쌀겨는 전부 같은 온도가 아닙니다. 장소에 따라 미묘하게 온도 차이가 있습니다. 어느 장소에 있는 쌀겨를 어디에 덮는가에 따라 손님의 느낌이 상당히 달라집니다.

Q : 그래서 반드시 손으로 덮는군요.
A : 손과 그리고 눈입니다.

Q : 눈으로 봐서 쌀겨의 온도를 알 수 있습니까?
A : 물론 알 수 있습니다. 이 부분은 온도가 낮아 사용할 수 없겠다는 생각이 들어 효소욕 통에 살짝 손을 넣어 보면 역시 차가워 사용할 수 없습니다. 평편하게 덮기만 하면 되는 것이 아닙니다. 관절에

문제가 있어 오신 분에게는 높은 온도를 사용하고 냉증으로 오신 분에게는 말단 모세혈관에 열이 전달될 수 있도록 하는 등 여러 가지를 고려하면서 덮어갑니다.

Q : 눈은 역시 제일 마지막이 되는군요.

A : 눈에는 거즈를 대고 그 위에 쌀겨를 덮습니다. 역시 눈을 덮으면 두려움이 있기 때문입니다. 또 쌀겨를 덮을 때 손님과 여러 가지 대화를 하기 때문에 눈은 마지막입니다. 눈을 덮으면 대화하기가 힘들어집니다.

Q : 눈은 덮지 말았으면 하고 바라는 손님은 없습니까?

A : 있습니다. 폐쇄공포증이 있는 분은 눈을 덮으면 괴로워합니다. 통 속에 들어가는 것만으로도 상당한 용기가 필요한 분들도 있습니다. 그런 경우는 무리하게 덮지 않습니다. 다만 덮으면 눈의 피로가 풀린다고는 권합니다.

Q : 통의 크기는 정해져 있습니까?

A : 크기는 길이 2m×폭 1m 깊이 60cm입니다. 이 크기는 안에 있는 미생물이 가장 효율적으로 활동할 수 있는 크기입니다. 이보다 크거나 작아도 비효율적입니다.

Q : 통에 들어가지 못할 정도로 큰 손님은 없었습니까?

A : 체중 150kg의 여성이 오신 적이 있습니다. 그때는 통 속의 쌀겨

를 조금 펴서 옆 통으로 옮기고 공간을 만들어 손님이 들어간 다음 옆 통으로 옮긴 쌀겨를 덮었습니다. 효소욕 통에 대해서는 관을 닮았다고 하는 손님도 있고 아주 기분이 좋다는 손님도 있습니다.

Q : 몇 분 정도 들어가 있습니까?

A : 15분이 기본입니다. 아주 놀랄 만큼 많은 땀이 납니다. 15분이 지나면 그대로 샤워실에서 몸에 묻은 쌀겨를 씻습니다. 그리고 휴게실에서 30분 정도 휴식을 취합니다. 사우나에서 찜질을 한 경우는 사우나에서 나오면 땀이 금방 멈추지만 효소욕의 경우는 나온 후에도 상당한 시간 동안 땀이 멈추지 않습니다. 잠시 쉬면서 땀이 멈추면 옷을 갈아입고 다시 들어가기도 합니다. 연달아 들어가는 것은 상당히 효과적인 방법입니다.

Q : 15분은 고정적으로 정해진 시간인가요? 무슨 이유가 있습니까?

A : 단적으로 말하면 뜨거워서 그 이상은 있을 수 없습니다. 그리고 효소욕은 단순한 입욕이 아니고 일종의 유산소운동입니다. 땀을 흘리는 방식으로 보면 상당한 운동량입니다. 대표적인 유산소운동이 에어로빅인데 NASA가 심장강화를 위해 만들었다고 합니다. 유산소운동은 시작해서 10분 정도까지는 효과가 없습니다. 운동을 계속해서 맥박수가 120 정도까지 올라간 후부터가 유산소운동으로 심장강화가 된다고 합니다. 이런 여러 가지를 감안해서 일단 15분을 기준으로 하고 있습니다.

효소욕조의 원리는 무엇인가?

Q : 통 속에는 쌀겨만 있을 뿐인데 왜 뜨거워지는 것입니까?

A : 자주 손님들이 '가스입니까, 전기입니까'라고 물어보지만 그런 것은 전혀 사용하지 않습니다. 통 속의 쌀겨에 미생물의 배양액을 넣습니다. 그러면 통 속에서 미생물이 점점 번식합니다. 저희들이 사용하는 미생물은 57~85도에서 활동하는 미생물이기 때문에 저희 효소욕은 57도보다 낮지도 않고 85도보다 높지도 않습니다. 그 외에는 미생물이 제 기능을 못하기 때문입니다. 저희 효소욕은 일반적으로 68도를 기준으로 합니다. 이론적으로는 이 미생물이 쌀겨의 영양분을 발효시킬 때 발생하는 가수 분해열과 산화열, 이 두 가지가 효소욕의 열원입니다.

Q : 제일 처음, 처음으로 개점했을 때 손님의 노폐물이 아직 없는 상태에서도 뜨거워집니까?

A : 노폐물이 없는 상태에서의 효소욕장에는 63도 정도까지 온도가 올라가지 않습니다. 그 후 노폐물을 섭취하면서 점점 온도가 올라갑니다. 68도나 69도까지 올라가는 데는 그렇게 시간이 걸리지 않습니다. 며칠만 있으면 충분합니다.

Q : 앞 사람이 효소욕을 했던 통에 다음 사람이 또 들어가는데 위생 문제는 없습니까?

A : 불결하지 않을까 염려하기 쉽지만 앞사람의 노폐물은 미생물이

전부 처리하기 때문에 완벽하게 깨끗한 상태입니다.

Q : 효소욕의 온도가 상당히 높은데 화상을 입지 않습니까?

A : 그런 일은 없습니다. 100도 가까운 사우나에 들어가도 화상을 입지 않는 것과 같습니다. 쌀겨를 덮은 상태에서 몸을 움직이면 안에 있는 미생물이 공기와 반응할 때 열을 내서 뜨겁게 느껴집니다. 따라서 가능하면 가만히 움직이지 않고 있도록 합니다. 익숙해지면 아주 기분 좋은 온도가 됩니다.

Q : 쌀겨 이외의 것을 활용하는 효소욕도 있는 것 같은데요.

A : 쌀겨나 편백나무 톱밥을 사용하는 것과 두 가지를 섞은 것 등 세 가지 형태가 있습니다. 편백나무 톱밥을 사용한 것도 부드러운 감촉을 위해 부드러운 톱밥을 섞습니다. 톱밥을 사용하면 삼림욕효과, 이완효과가 있다고 하지만 저는 온도가 제대로 유지되기 힘들다고 생각합니다. 톱밥을 사용한 효소욕도 68도 정도 열이 나지만 그 온도를 유지하는 것이 어렵습니다. 한 사람이 사용하면 온도가 떨어져서 40도까지 내려갑니다. 쌀겨의 경우는 조금 내려가도 몇 분 내에 원상태로 돌아옵니다. 그렇지만 톱밥은 몇 시간이 걸립니다.
온도가 다시 높아지는데 이렇게 시간이 걸리면 문제가 생깁니다. 낮은 온도에서는 잡균이 번식하기 쉽습니다. 적어도 60도 이상이 되어야 대장균과 레지오넬라균이 번식할 수 없습니다.

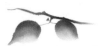

Tip 레지오넬라 *legionella*

흙에 존재하는 세균의 하나. 특히 여름철 냉각탑과 같은 인공 시설물에서 발생하는 작은 물방울 속에 들어가서 공기 가운데 떠돌다가 사람과 동물에 감염하여 병을 일으킨다.

효소욕 깊이 들여다보기

Q : 효소욕이 몸에 좋다는 것은 미생물이 몸에 좋다는 것입니까?

A : 아닙니다. 미생물이 배출하는 효소가 좋은 것입니다. 미생물은
생물이기 때문에 몸속에 많은 효소가 있습니다. 우리 체내에 3,000
종 이상의 효소가 있는 것보다는 작지만 생물이 영양분을 섭취하고
배설하게 해주는 것이 효소이기 때문에 미생물에도 많은 효소가 있
습니다. 그리고 식물이 이산화탄소를 흡입해서 산소를 내뿜는 것과
같이 미생물은 공기와 물, 손님의 노폐물을 먹고는 효소를 만들어
냅니다.

Q : 그 효소는 피부로 흡수되는 것입니까?

A : 그것에 대해서는 논쟁이 있지만 분명히 피부로 흡수됩니다. 효소욕을 할 때 몸속으로 열이 전해지면서 세포가 활성화되어 노폐물을 활발하게 배출할 때 땀샘과 피지선이 모두 열립니다. 그 모공 속으로 효소가 들어오는 것입니다. 실제로 효소욕 단골손님의 변에서는 쌀겨냄새가 납니다. 효소가 실제 몸속으로 흡수되었다는 정황 증거의 하나라고 할 수 있을 것입니다.

Q : 앞에서 하루에 연속적으로 들어가는 것이 효과적이라고 하셨는데 왜 그렇습니까?

A : 효소는 체내에서 소비되는 것입니다. 위장의 세계적 권위자인 신야 히로미 선생에 따르면, 체내효소는 스트레스, 과식 때문에 급격히 소모되며 이 체내효소가 모두 고갈되면 생명체는 기능을 잃는다고 합니다. 따라서 음식이나 다른 수단을 통해 보충할 필요가 있습니다. 그런 의미에서 하루에 2, 3회 효소욕을 하는 것이 좋습니다. 저의 경험을 말씀드리자면 언젠가 감기로 열이 39.5도나 났습니다. 어지럽고 관절도 아팠습니다. 보통은 병원에 가겠지만 저는 효소욕을 했습니다. 효소욕의 기능을 확실히 알고 있었으니까요. 체온이 높아져 있을 때는 쌀겨가 뜨겁게 느껴지지 않습니다. 우선 15분 들어갔다가 휴식을 취했습니다. 보통 때면 효소욕 할 때 땀이 송골송골 나는데 그때는 땀이 조금 나오다가 곧 멈추어 버렸습니다. 5분정도 쉬고는 다시 들어갔습니다.

두 번째도 그다지 땀이 나지 않았습니다. 그래서 한 번 더 들어갔습니다. 그때는 땀이 엄청나게 많이 났습니다. 땀을 다 흘린 후 열을 재어 보니 36.5도였습니다. 불과 한 시간 만에 정상체온으로 돌아온 것입니다. 사실 급격히 체온을 내리는 것은 원래 몸에 부담을 줍니다. 하지만 그때 저는 오히려 몸이 가벼워져 있었습니다. 이것은 면역체계의 보조자인 효소와 쌀겨의 비타민, 미네랄이라는 에너지가 몸에 보충되었기 때문입니다.

Q : 손님에게 100~120회 정도 이용하도록 하는데 하루에 두 번 들어가면 50~60일 정도로 줄어드는 것입니까?

A : 반드시 그렇지는 않습니다. 100회나 120회는 자기면역질환의 경우입니다. 아토피와 천식, 교원병(膠原病), 크론병도 모두 면역이상으로 일어나는 병으로 서양의학에서는 난치병으로 분류되는 병입니다. 저는 암도 면역이상이라고 생각하고 있습니다. 이것은 나중에 설명하겠습니다. 면역이라는 시스템에서 활동하고 있는 것은 백혈구이고 이 백혈구가 면역을 학습하는 곳이 가슴샘입니다. 가슴샘은 가슴뼈의 안쪽에 있는 내분비선으로 가장 커질 때가 10살 무렵입니다. 그때는 40g 정도 되지만 그 후로는 조금씩 작아집니다. 그러다 40세가 되면 갑자기 떨어지는 것으로 알려져 있습니다. 면역 능력 역시 떨어지는 것이지요. 이것을 효소의 힘으로 부활시켜 정상적인 면역으로 만드는 것입니다. 그렇게 하기 위해서는 몸의 순환과 균형을 되찾는 것이 필요하기 때문에 일정한 시간이 필요합니다. 효소욕을 하루에 세 번 했다고 해서 회복 기간이 삼분의 일로 단축되지는 않습니다.

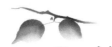

Tip 가슴샘

가슴뼈 뒤쪽에 있는 내분비샘. 신체 발육 촉진과 성적 발육을 억제하는 호르몬을 분비한다. 면역기관인 림프구와 백혈구가 존재한다.

Q : 효과를 확실히 보기 위해서는 간격을 두지 않는 것이 좋다, 3일 간격으로는 빠뜨리지 않고 하는 것이 좋다는데 왜 그렇습니까?

A : 친구 중에 내과의사가 있었습니다. 그 사람은 전립선비대증 환자였습니다. 독한 약을 사용해서 시원하게 소변을 볼 수 없고 소변이 가늘게 졸졸거리며 나오자 효소욕으로 치료할 수 있는지 물었습니다. 3주 정도 하면 변화가 있을 것이라고 말했습니다. 2주 정도 지나서 오줌이 아주 시원하게 나왔고 그는 대단하다면서 계속 효소욕을 했습니다. 그리고 그가 100일 정도 들어간 후에는 2일에 1회, 3일에 1회로 간격을 넓혀서 들어가는 실험을 해보았습니다.

그는 자신의 효소욕에 들어가는 빈도와 몸의 상태가 어떻게 변하는지 관찰했습니다. 그랬더니 최소 3일에 한 번 정도는 들어가지 않으면 피로감이 남아 있었습니다. 과학적으로 확실하게 증명된 것은 아니지만 그런 자료를 참고로 적어도 3일에 한 번 정도는 하는 것이 좋겠다고 말씀드립니다.

Q : 효소욕을 하면 안 되는 사람도 있습니까?

A : 일단 심장박동조절장치를 한 사람은 하지 않는 것이 좋습니다.

효소욕이 부정맥인 사람에게도 효과를 보이기 때문입니다. 부정맥이라는 것은 심장의 전기신호가 혼란을 일으킨 것이기 때문에 그것을 고친다는 것은 심장에 정상적인 전기신호를 보내는 심장박동조절장치에도 어떤 영향을 미치지 않을까 염려해서입니다.

그리고 골절과 부종이 있는 사람도 피해야 합니다. 깁스를 제거한 다음에 들어가면 뼈의 접합이 빨라지지만 부어 있을 때는 더 부을 염려가 있습니다. 실제로 골절인 경우는 아파서 통 속에 들어가기가 무척 힘든 경우도 있습니다. 다만 이 경우도 화상과 좌섬, 타박상 등은 효소욕으로 빨리 치료되기 때문에 같은 염증이라도 골절과는 다릅니다.

저 또한 화상을 입고 효소욕에 들어간 적도 있고 상처투성이로 들어간 적도 있습니다. 15분 정도 들어갔는데 상처에서 피가 멎고 피부에 엷게 딱지가 생기면서 나았습니다. 효소욕이 염증이나 상처 부위의 세포를 활성화시키기 때문입니다. 발목 좌섬한 사람이 효소욕을 한 후에 찍은 엑스선 사진을 본 적이 있습니다. 의사는 그 사람에게 좌섬이 많이 풀렸다고 했습니다.

하지만 만일의 경우를 생각해서 심장박동조절장치를 한 사람과 부종이 있는 골절이 있는 사람은 효소욕을 삼가는 것이 좋습니다.

Tip 부정맥(不整脈)

불규칙적으로 뛰는 맥박. 심장의 이상으로 일어나는 것과 호흡 때문에 생리적으로 일어나는 것이 있다.

좌섬(挫閃)

갑작스러운 충격이나 운동으로 근막이나 인대가 상하거나 타박상
으로 피하조직이나 장기(臟器)가 상한 것을 말한다.

효소욕과 서양의학

Q : 효소욕은 서양의학에서 보면 이른바 민간요법, 대체의학 정도가
되겠지요. 효소욕에서는 서양의학을 어떻게 보고 있습니까? 효소욕
과 서양의학은 서로 맞지 않는 것입니까?
A : 예를 들어 항암제는 세포분열을 멈추는 약입니다. 암은 이상 증
식하는 세포이기 때문에 세포분열을 멈추는 것은 맞는 이치입니다.
다만 이때 정상적인 세포, 특히 면역세포의 세포분열까지 멈추게 하
기 때문에 문제가 되는 것입니다. 저희들이 하려고 하는 것은 외부
의 힘을 빌리지 않고 자기면역력을 높여 세포분열을 정상적으로 돌
려놓으려는 것입니다. 몸 상태를 정상으로 만들려는 목적은 같지만
면역력을 약하게 만드는가 강화하는가라는 점에서 보면 서로 반대
입니다.

Q : 맹장염 같은 것은 어떻습니까?
A : 그런 경우는 이미 효소욕으로는 무리입니다. 수술로 제거하고
안정을 찾은 다음에 효소욕을 이용하는 것이 좋지요. 위급한 상항을
다루는 데는 서양의학이 필요합니다.

Q : 서양의학을 전면적으로 부정하는 것은 아니라는 것이죠.

A : 서양의학과 효소욕은 전혀 다릅니다. 소화기 등의 내과 계에는 효소욕이 효과적이라고 생각하지만 신경계의 이상으로 우울증이 심할 때는 자율신경의 균형이 심하게 무너져 있기 때문에 우선 정신안정제로 진정시키지 않으면 위험합니다. 단 그때도 약을 최소한만 사용하는 것이 좋습니다. 그리고 그런 경우는 효소욕이라도 방법이 없습니다. 저는 서양의학의 최첨단 연구에 대해서 긍정적으로 생각합니다.

Tip **심료내과**(心療內科)

내과적 증상과 관련되어 나타나는 신경증이나 심신증을 치료 대상으로 하는 진료 과목. 내과적 치료와 함께 심리 요법을 행한다.

Q : 효소욕은 면역력을 높인다고 하는데 그 부분을 설명해 주시겠습니까?

A : 면역력이 높은 상태라는 것은 자율신경, 즉 교감신경과 부교감신경이 균형을 이루고 있는 상태입니다. 면역을 실제로 담당하고 있는 림프구는 부교감신경의 지배하에 있습니다. 부교감신경이 우위가 되면 임파구는 증가합니다. 반대로 말하면 면역력이 떨어져 있을 때는 교감신경이 우위인 상태입니다. 교감신경이 우위가 되면 몸은 긴장되고 혈류도 나빠집니다. 원인은 주로 스트레스라고 알려져 있

습니다. 그래서 부교감신경을 자극하면 림프구가 증가해서 면역력이 향상됩니다.

부교감신경이 작동하게 하기 위해서는 쉬고 잘 자고, 혈류를 개선하면 됩니다. 효소욕의 효과가 모두 과학적으로 설명되는 것은 아니지만 체내온도를 올리고 몸을 편안하게 해 혈류를 좋게 하는 것은 분명합니다. 효소욕을 하고 나서 잘 잘 수 있게 되었다고 대부분의 사람들이 말합니다. 좀 더 구체적으로 말하면 면역력이 떨어진 상태라는 것은 자기와 비자기, 적과 아군의 구별이 확실하게 되지 않는 상태입니다. 이것은 림프구가 적어 놓치는 항원이 많거나 또는 적인지 아군인지 잘 알지 못하기 때문입니다. 이 분별을 잘하기 위해서는 조직적합항원이 필요합니다. 이 조직적합항원을 만들기 위해서는 많은 비타민과 미네랄이 필요합니다. 효소욕은 부교감신경을 자극해서 자율신경의 균형을 잡고 효소, 비타민, 미네랄을 보급해서 흉선을 강화하고 조직접합항원을 만들어내는 그런 역할을 하고 있는 것이 아닌가 생각합니다.

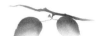

Tip 보체(補體)

동물의 혈청 가운데 있으면서 효소와 같은 작용을 하는 물질. 항체와 협력하여 균을 죽이고, 녹이고, 먹고, 굳어진 피를 녹이는 것에 관여한다.

혈청(血淸)

피가 엉기어 굳을 때에, 세포막질이 혈액세포를 싸고 만들어지는 검붉은 덩이에서 분리되는 황색의 투명한 액체. 면역 항체나 각종 영양소, 노폐물을 함유한다.

림프구 lymph球

백혈구의 하나로, 골수와 림프 조직에서 만드는 둥근 세포. 티(T) 림프구와 비(B) 림프구로 나누며, 면역 반응에 직접적으로 작용하고, 지라와 림프샘에서 분열·증식한다.

림프구는 성인의 혈액에서는 전체 백혈구 수의 25~38%를 차지하며 신생아는 비교적 수가 많아 50%에 달한다.

조직적합성항원(組織適合性抗原)

동물 세포의 표면 종류에 따라 특징적으로 존재하는 단백질

Q : 효소 건강보조식품에 대해서는 어떻게 생각하십니까?

A : 여러 가지를 고려해 보면 부정적입니다. 아무리 좋은 것을 섭취해도 소화효소, 대사효소가 없으면 아무 것도 아닙니다. 따라서 효소욕으로 체내 효소를 확실하게 만드는 것이 우선이라고 생각합니다.

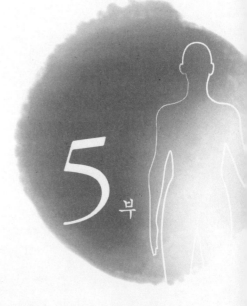

5부

병을 치료하는 효소욕

냉증, 비만, 아토피, 천식, 류머티즘

식생활을 바르게 해야 냉증에 안 걸린다

Q : 이제부터는 하나하나의 병에 대한 이야기를 해보겠습니다. 우선 냉증으로 오시는 분들이 많은 것 같습니다.

A : 냉증은 개인차가 있어서 저희들이 보기에는 어려운 증상입니다. 다만 증상은 분명히 나아집니다. 밤에 잘 때 양말을 신지 않으면 잠들지 못하는 사람이 있습니다. 효소욕을 하면 반응이 빠른 사람은 3, 4일 계속 효소욕을 한 것만으로 밤중에 이불을 걷어 찰 만큼 발이 뜨거워집니다. 그런데 1개월을 들어가도 3개월을 들어가도 진전이 없는 경우도 있습니다.

Q : 효과에 개인차가 있군요.

A : 개인차가 생기는 원인의 하나는 식생활입니다. 몸속에서 분해되기 어려운 것만 먹게 되면 당연히 냉증이 생깁니다. 확실하게 영양분을 흡수하기 위해서는 음식을 확실히 분해시키지 않으면 안 됩니다. 그것이 효소의 역할입니다. 그러나 아무리 효소를 보급해도 계속 그런 음식만 먹는다면 효과가 나지 않습니다. 효소욕만으로는 개선되지 않는 경우도 있습니다. 소화가 안 되는 것, 몸을 차게 하는 것 등은 섭취하지 않도록 해야 합니다.

Q : 냉증에만 사용하는 특별한 기술이 있습니까?

A : 주의할 것은 냉증인 사람은 빈혈과 저혈압인 사람이 많기 때문에 처음 효소욕을 할 때는 시간을 줄여 12분 정도만 해야 하는 것입니다. 저혈압인 사람이 장시간 효소욕을 하면 그동안 막혀 있던 곳에 갑자기 혈액순환이 되어 통증이 느껴지는 경우가 있기 때문입니다. 그리고는 발 끝 등 차가운 부분에 뜨거운 쌀겨를 덮습니다. 냉증인 사람은 뜨거운 쌀겨를 덮어도 뜨거움을 잘 느끼지 못합니다. 일단 뜨거움을 느끼게 되면 그곳까지 피가 흘렀다는 증거이므로 이후에는 빠르게 증상이 호전됩니다.

혈관주사를 놓을 때 혈관을 찾기가 어렵거나 찾아도 혈관이 좁아서 주사 놓기가 힘든 사람들이 종종 있습니다. 냉증 때문에 효소욕을 이용하는 야마자키 씨는 다른 병으로 1개월에 1회, 병원에서 혈관주사를 맞고 있습니다만 "최근 혈관이 굵어져서 주사 놓기가 쉬워졌다고 간호사들이 좋아해요" 하며 웃었습니다. 냉증이 심하면 불

임까지 올 수 있으므로 초기에 증상이 나타났을 때 빨리 치료해야
합니다.

🖌 다이어트는 효소욕의 천적?

Q : 효소욕은 다이어트에 좋을 것 같습니다.

A : 확실히 효과를 봅니다. 아야코 씨는 서른 살이며 체중 65kg의
여성입니다. 다이어트를 하고 싶다고 오셨습니다. 처음 효소욕을 하
고 800g이 빠졌습니다. 이것은 아마 땀일 것입니다. 20분 정도 쉬고
다시 들어갔습니다. 또 800g 빠졌습니다. 이것을 네 번 했습니다.
매회 800g씩 빠져서 합계 3.2kg 줄었습니다. 아야코 씨는 그 후에도
하루에 한 번씩 효소욕을 해서 결국 다이어트에 성공했습니다. 아야
코 씨가 가장 만족한 것은 효소욕 다이어트에는 요요현상이 없다는
것입니다.

Q : 효소욕은 다이어트에도 효과가 있군요.

A : 효소욕은 피하지방보다는 내장지방을 줄입니다. 이것은 몸속부
터 건강하게 만들어 불필요한 지방을 없애는 것이므로 살이 빠질 뿐
아니라 활력도 생깁니다. 하지만 실제로 체중계로 몸무게를 재어 보
면 그다지 변하지 않는 경우가 많습니다. 살이 찌는 것은 그 나름의
원인이 있기 때문에 식사는 그대로 하면서 효소욕만으로 살을 빼려
고 하는 것은 무리가 있습니다.

아토피성피부염, 천식은 시간이 걸리지만 치료된다

Q : 지금부터는 자기면역질환에 대해서 이야기를 듣고 싶습니다. 우선 아토피와 천식부터 부탁드립니다.

A : 자기면역질환은 효소욕으로 대부분 개선될 수 있습니다. 아토피의 일반적인 경과는 효소욕을 하면 가려움이 일시적으로 멈추는 사람이 많고 그 상태가 기분이 좋아 계속 하게 되는 경우가 대부분입니다. 그런데 2, 3일이 지나면 진물이 나오기 시작하면서 증상이 심해집니다. 오래가는 사람은 이 증상이 2주 정도 계속됩니다. 다음에 진물이 나오던 곳이 까칠까칠해집니다. 그리고 피부에서 하얗게 가루 같이 각질이 떨어집니다. 이렇게 되면 진정된 것이지만 이 상태가 3개월 정도 계속되는 일도 있습니다.

이것이 나아지면 거의 나았다고 할 수 있습니다. 아토피인 사람이 저희 가게에 처음에 왔을 때는 얼굴을 숙이고 사람들과 얼굴을 마주치려고 하지 않습니다. 얼굴에 좁쌀 같은 뾰루지가 돋아 있기 때문에 특히 여성분들은 고개를 숙이고 있습니다. 그러나 낫고 나면 이 사람이 이렇게 예쁜 얼굴인가라는 생각이 들 정도로 사람이 달라보입니다. 그때쯤이면 본인도 당당하게 사람들 앞에 나갈 수 있는 자신감이 생깁니다. 아토피와 천식도 여러 가지 원인이 있지만 근본적인 것은 부모로부터 물려받은 체질입니다.

그 때문인지 아토피나 천식인 아이를 데려오는 부모는 묘하게 위축되어 있습니다. 저희 효소욕에서는 임신부도 출산하기 1주일 전까지는 계속 효소욕을 하게 합니다. 그렇게 하면 건강한 애기가 태어납니다. 자기면역질환, 적어도 아토피나 천식을 가진 애기가 태어난 적은 지금까지 한 번도 없습니다. 역시 아토피와 천식을 가진 아이는 참 가엾습니다. 본인도 그렇지만 부모를 보고 있으면 그런 생각이 듭니다.

Q : 효소욕을 해서 증상이 심해지거나 개선에 시간이 걸리는 것은 어떤 경우입니까?
A : 역시 스테로이드계의 약을 사용하고 있는 경우입니다. 체내에 축적되어 있던 것이 배출되면서 가려운 반응을 보이는 경우가 있습니다.

Q : 아토피로 병원에 다니고 있는 사람들은 대부분 스테로이드를 사용할 텐데요.
A : 전신에 습진이 생겨서 심하게 가렵고 천식 발작 때문에 호흡도 안 되는 상황이라면 스테로이드를 사용할 수밖에 없습니다. 스테로이드를 사용하면 진정되기 때문에 의사의 처지는 이해가 됩니다. 다만 스테로이드를 1년 사용하면 그 영향에서 벗어나는 데는 10년이 걸린다고 합니다. 효소욕으로도 고치는데 시간이 너무 걸립니다. 먼저 몸속의 스테로이드를 체외로 배출하고 그것이 끝나야 회복이 가능하기 때문입니다. 따라서 증상이 너무 심하면 효소욕과 병행해서 스테로이드를 사용하는 것이 어쩔 수 없지만 사용하는 양은 가능하면 줄여야 합니다. 갑자기 스테로이드를 끊는 것도 그다지 좋은 방법이 아닙니다. 스테로이드는 항염작용을 하는 호르몬을 대신 넣어

주는 것이기 때문에 그것을 갑자기 끊어버리면 증상이 굉장히 심해질 수 있습니다.

Q : 스테로이드를 몸에서 배출하는데 낫는 과정에서 더 증상이 심해지는 현상이 있습니까?

A : 그렇습니다. 효소욕을 시작하면서 스테로이드를 끊은 사람이 있었습니다. 얼굴이 계속 부어오르고 물집도 생겼습니다. 3일 정도 부은 상태가 계속 되었지만 그때 잘 참고 넘겼습니다. 심한 아토피로 스테로이드를 30년간 사용한 여성 분도 있었습니다. 유카리 씨는 그렇게 스테로이드를 계속해도 문제가 없는지 스스로가 불안했다고 합니다. 그렇지만 아토피로 너무 괴롭다가도 약을 바르면 조금 편해지기 때문에 약을 끊을 수는 없었습니다.

30년간 스테로이드를 사용했다면 영향력에서 벗어나는데 300년 걸린다는 계산이 나오는데 유카리 씨는 정말로 대단했습니다. 2년 반정도 효소욕을 계속해도 전혀 좋아지지 않았지만 유카리 씨는 효소욕을 계속했습니다. 그 사이 참을 수 없을 정도로 가려움이 심해지면 스테로이드를 사용했습니다. 증상이 개선되지 않는데도 계속 효소욕을 하는 사람은 드뭅니다. 그렇게 약 1,000일, 실제 날짜로 치면 2년 반이 되었을 때 "스테로이드가 다 빠져나간 듯한 느낌이 듭니다"라고 했습니다. 그때부터 증상이 호전되었습니다. 결국 3년 걸렸지만 유카리 씨의 피부는 몰라보게 깨끗해졌습니다.

Q : 긁어서 진물이 난 상태에서 뜨거운 쌀겨를 덮어도 괜찮습니까?

A : 화상을 입었을 때만큼 따갑지는 않습니다. 심하게 붉은 상태라도 5분 정도 지나면 진정됩니다.

Q : 천식일 때도 효소욕을 하면 기침이 멈춥니까?

A : 멈춥니다. 효소욕의 효과를 알고 있는 손님은 발작이 일어나면 택시로 효소욕을 하러 옵니다. 보통은 병원에서 스테로이드 링겔을 맞는데 그렇게 하면 천식이 가라앉기까지 2시간 정도 걸립니다. 하지만 효소욕으로는 15분이면 끝납니다. 그런 경우를 저는 여러 번 경험하고 있습니다.

Q : 일단 좋아지면 다시는 재발하지 않습니까?

A : 반드시 그렇지는 않습니다. 증상이 심할 때는 모두 열심히 하지만 증상이 진정되면 3일에 한 번, 일주일에 한 번, 이렇게 효소욕을 합니다. 그러면 다시 약간 가려움이 생기고 그래서 다시 오고 이렇습니다. 이것은 꽃가루알레르기도 마찬가지입니다.

Q : 꽃가루알레르기도 자기면역질환이기 때문인가요?

A : 꽃가루알레르기도 효소욕을 하면 많이 편해지는데 편해진 것을 나은 것으로 착각하면 곤란합니다. 완전히 낫지 않은 상태에서 효소욕을 그만두면 다시 알레르기가 올라오는데 그때 다시 하러 옵니다. 알레르기는 100일 정도 효소욕을 하는 것이 좋습니다.

대표적인 자기면역질환 류머티즘도 치료된다

Q : 류머티즘도 서양의학에서는 잘 낫지 않는 병이지요.

A : 교원병이라는 것은 여러 가지 병의 총칭입니다만 그 중에는 관절류머티즘과 전신성홍반성루프스(SLE) 등이 포함되어 있습니다. 40세 이상의 여성에게서 많은 병입니다. 원인은 면역 이상으로 그 중에서도 류머티즘은 대표적인 자기면역질환입니다.

보통 면역은 외부에서 들어온 이물에 대해 항체를 만들어 공격하고 몸속에서 제거하는 시스템이며 자기 조직에 대한 항체(自己抗體)를 만들지 않습니다. 그런데 어떤 원인으로 자기항체를 만들어 자신의 조직을 공격하는 것이 자기면역질환입니다. 자기항체는 혈액 중에 만들어지기 때문에 혈액순환이 일어나면서 전신을 공격하기 때문에 증상이 온몸에 나타납니다. 대표적인 증상으로 류머티즘은 손가락 관절의 통증과 부종, 전신성홍반성루프스는 얼굴에 나비 날개와 같은 홍반이 생깁니다.

면역이상이란 자기와 비자기, 적과 아군의 구별이 되지 않는 상태이기 때문에 그것을 효소욕이 어떻게 해서 원래대로 회복시키는지, 즉 약해진 가슴샘을 부활시켜 조직적합항체를 만드는지에 대해서는 앞에서 설명하였습니다. 그렇게 하기 위해서는 100~120일 정도 효소욕을 하는 것이 필요합니다.

Q : 류머티즘인 사람이 효소욕을 하면 어떤 경과를 보입니까?

A : 손가락이 아프고 류머티즘 반응도 있고 염증도 있어서 오시는

분이 많지만 효소욕을 계속하면 손가락의 통증이 바로 멈춥니다. 그런데 다른 곳이 아파옵니다. 증상이 이동을 하는 것이죠. 발가락 관절이 아프고 다음은 팔꿈치, 그리고 어깨에서 무릎으로 바뀌어 갑니다. 마치 면역체계로부터 도망치고 있는 것 같습니다. 아마 손가락에서 조직적합항원이 형성되어 적이 아니고 아군이라는 것을 알게 되어 공격을 멈추는 것입니다. 그것이 발가락으로 가서 다시 공격하지만 효소욕을 계속하면 그곳에도 조직적합항원이 생기기 시작해서 공격을 멈추는 일이 반복되는 것입니다.

Q : 조직적합항원이 학습을 한다?

A : 그렇습니다. 그리고 통증이 최초의 장소로 돌아오면 대개 끝납니다. 그것이 대략 120일 걸립니다. 다만 스테로이드를 사용하고 있는 사람은 좀 더 오래 걸리는 것 같습니다. 손님 중에서 병원을 싫어하신 분이 있었는데 류머티즘에 걸렸습니다. 어떻게 고칠 수 없을까 해서 오셨습니다. 그 분은 병원에 가지 않았기 때문에 스테로이드를 전혀 사용하지 않은 상태였습니다. 그 분이 정확히 120일 걸렸습니다. 또 이런 경우도 있습니다. 타케우치 씨는 관절이 굽은 것이 아니라 완전히 마모되어 관절이 없는 것과 같았습니다. 류머티즘인 것 같아 병원에서 검사를 했습니다만 류머티즘도 교원병도 아니었습니다. 여러 병원을 다녔지만 병명을 알 수 없었습니다. 아마 자기면역질환인 것은 분명하다고 생각하지만 알 수 없습니다. 벌써 2년 정도 효소욕을 하고 있습니다. 관절에서 느껴지던 통증은 절반 이하로 줄어든 상태입니다.

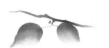

Tip   교원병(膠原病)

피부, 힘줄, 관절 등의 결합 조직이 변해 섬유가 늘어나는 병을 통틀어 이르는 말. 만성 관절 류머티즘, 류머티즘열, 피부근염, 경피증, 다발성 동맥염 등이 있다.

류머티즘(rheumatismus)

급성 또는 만성으로 근육이나 관절 또는 가까운 조직에 동통(疼痛), 운동장애를 일으키는 질환이다.

홍반성낭창(紅斑性狼瘡)

전신의 혈관 조직에 장애를 일으키는 교원병 가운데 대표적인 질병. 얼굴 한가운데 코를 중심으로 좌우로 마치 나비가 날개를 펼친 것처럼 보이는 홍반이 생기고 관절염, 부종, 손가락 끝이 하얘지거나 하는 증상이 있고, 심장, 신장에 병이 생기는 경우도 있다.

1

2장

암, 뇌경색, 당뇨병, 부정맥

🍃 암은 역시 무서운 병이지만 치료 가능하다

Q : 다음은 암에 대해서 물어보고 싶습니다. 암도 효소욕으로 치료 가능한가요?

A : 저는 그렇게 생각하고 있습니다. 면역기능이 암세포를 발견하면 원래는 처리하지 않으면 안 되지만 어떤 이유로 놓쳤기 때문에 증식한 것이 암입니다. 현재 병 중에서 가장 무서운 것이 암이지 않나 생각합니다.

Q : 만일 본인이 암이라도 항암제는 사용하지 않겠습니까?

A : 암은 제거해야겠지만 항암제를 사용하는 것은 조금 무섭습니

다. 최근에는 암에만 작용하는 항암제가 나온 것 같습니다만 일반적으로 항암제는 세포분열을 정지시키고 특히 혈액을 만드는 골수의 세포분열을 멈추게 할 가능성이 있습니다. 그렇게 되면 정상적인 면역까지 손상을 입게 됩니다. 수술이나 항암제와 같은 서양의학적인 방법은 일시적으로는 좋을지 모르지만 면역력이 떨어지면 결국 재발될 가능성이 있습니다. 자신의 면역력으로 암과 싸우려는 사람에게는 역시 항암제를 사용하지 않는 편이 좋다고 생각합니다.

Q : 자신의 면역력으로 싸운다는 것은 자신의 몸에 있는 자연치유력을 믿는다는 것이군요.
A : 그렇습니다. 정상적인 면역체계를 만들고 조직적합항원을 만들면 암을 극복할 가능성은 높다고 봅니다. 암세포는 상당히 똑똑해서 암을 판단하는 조직적합항원으로부터 잘 빠져 나가 알기가 어렵지만 효소욕을 하면 정상적인 면역체계가 회복되어 암을 치유할 가능성이 높아집니다.

Q : 예를 들어 어떤 분이 있습니까?
A : 40대의 여성인 히에다 씨는 난소암으로 수술을 했는데 그것이 폐로 전이되어 더 이상은 수술은 할 수 없는 상태가 되어 효소욕을 하러 왔습니다. 폐에 1cm에서 2cm 정도의 종양이 4개 있었습니다. 그것이 5개월 걸려서 3개가 소멸되고 1개만 남았습니다.

Q : 병원에도 다녔습니까?

A : 어떤 치료도 받지 않았지만 정기적으로 검사는 받고 있었습니다. 3개가 없어져서 의사도 이상하게 생각했다고 합니다만 왜 하나만 남은 것인지 저도 몰랐습니다. 나중에 알게 되었는데 남은 하나는 암이 아니었습니다. 마에다 씨는 병원 내 감염으로 MRSA라는 황색포도상구균의 일종에 감염되어 있었습니다. 약으로 MRSA는 치료할 수 있어 마에다 씨는 지금 완전히 건강을 회복했습니다. 벌써 4년 전의 이야기입니다.

Q : 암인 사람이 오면 어떤 식으로 설명을 하십니까?

A : 현재 다니고 있는 사람으로 후카사쿠 씨의 사례를 이야기해 줍니다. 후카사쿠 씨는 위에서 대장으로 암이 전이되었습니다. 저는 후카사쿠 씨에게 효소욕으로 암을 치유할 수 있다고 이야기했습니다. 후카사쿠 씨는 여러 병원에서 암 강습을 받았다고 합니다. 그 내용을 토대로 검토한 결과 효소욕은 이치에 맞다고 생각해서 하기로 했습니다. 암은 역시 무섭습니다. 후카사쿠 씨는 죽음과 직면해 있었습니다. 그러나 효소욕으로 실제 좋아진 분이 있었기 때문에 가치가 있다고 생각합니다. 효소욕의 힘만은 아닐지 모릅니다. 식생활이나 가정환경의 영향도 클 것입니다. 그러나 최소한 효소욕은 몸과 마음을 이완시키고 효소를 공급하여 스트레스를 해소하고 자율신경을 안정시키는 효과가 탁월합니다.

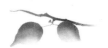

MRSA(메티실린 내성황색포도상구균)에 의한 감염증으로 MRSA는 건
강한 사람에는 거의 감염되지 않지만, 보통 항생물질로는 잘 치료
되지 않기 때문에 저항력이 약한 사람이 감염되면 문제가 된다. 이
것에 감염되면 심한 장염(腸炎)과 쇼크가 나타나고 때로는 사망하게
된다. 그러므로 이러한 증세가 있을 때는 병원에 가서 전문의 진단
을 받는 것이 좋다.

뇌경색, 심근경색을 예방하기 위해서는
혈압을 내리는 것뿐입니다

Q : 뇌경색, 심근경색은 갑자기 오기 때문에 무섭습니다. 나아도 마
비와 언어장애가 남고 심한 경우는 죽기도 하니까요.

A : 암 다음으로 무서운 것이 뇌경색, 심근경색이지요. 혈전이 생겨
서 뇌혈관이 막히는 것이 뇌경색, 심장에 영양을 공급하는 혈관이
막히면 심근경색입니다. 이것들의 최대 원인은 고혈압입니다. 따라
서 예방하기 위해서는 고혈압을 낮추는 것 이외에는 없습니다. 효소
욕은 확실하게 고혈압을 내립니다.

현재 뇌경색의 대표적 치료법은 혈전용해요법이라고 해서 막혀 있
는 혈전을 녹여서 혈류를 다시 뚫어주는 것입니다. 여기에 사용되는
약이 프로우로키나제라는 효소입니다. 이 효소는 쌀겨 발효 시 만들

어집니다. 프로우로키나제는 혈전을 녹이는 것뿐만 아니라 혈액을 맑게 해서 혈전이 생기기 어렵게 합니다. 그래서 혈압이 내려가는 것입니다. 더욱이 효소욕을 하면 혈관이 넓어지고 튼튼해집니다. 앞에서 혈관주사를 놓기 좋아졌다는 이야기를 했습니다. 이 효과 또한 혈압을 낮춰주는 것입니다. 또한 효소욕은 면역력을 높여 혈액을 깨끗하게 만듭니다. 식사와 운동으로 혈압을 관리하는 것도 물론 중요하지만 상당히 힘든 일이기도 합니다. 그런 점에서 효소욕은 누워 있기만 해도 혈압이 확실히 낮아진다는 장점이 있습니다.

Q : 발작이 일어난 경우는 어떻습니까?
A : 바로 치료를 하는 점에서는 서양의학이 뛰어납니다. 응급상황에서는 가능한 빨리 병원으로 옮기는 것이 기본입니다. 효소욕이 심혈관계 질환에 도움이 되는 것은 예방과 재활 차원입니다. 뇌경색은 빨리 대처하지 않으면 반신마비와 언어장애가 남습니다. 이러한 근육의 마비에 대해서는 효소욕이 많은 도움을 줄 수 있습니다. 효소욕을 해서 마비되었던 근육이 풀리고 움직일 수 있게 된 사례가 많이 있습니다. 다만 발작에서 5년이 넘어가면 효소욕이라도 어려울 수 있습니다.

그리고 효소욕을 하면 신경의 흐름이 원활해져서 언어장애 개선에도 효과가 있습니다. 40대 남성인 카토 씨는 발작이 일어나고 1년이 지난 다음에 왔습니다. 왔을 때는 말을 아주 느리게 이어갈 뿐이었습니다. 그런데 효소욕을 한 지 4일째가 되자 술술 자연스럽게 이야기하기 시작했습니다. 정말 자연스럽게요.

당뇨병을 고치는 효소욕

Q : 지금은 어린애들도 당뇨병에 걸리곤 합니다. 그만큼 많은 분들이 고민을 하는데요, 당뇨병도 효소욕으로 효과를 볼 수 있습니까?

A : 일설에는 1,600만 명이 당뇨병을 앓고 있다고 합니다. 당뇨병은 소변으로 다량의 포도당이 배출되기 때문에 당뇨병이라고 부릅니다. 왜 소변으로 포도당이 유출되냐면 인슐린이라는 호르몬의 분비가 부족하거나(1형) 양은 충분하지만 인슐린의 활동이 약하거나(2형) 해서 혈액 중의 포도당을 세포에 축적해서 에너지로 변환시키는 것이 잘 안 되기 때문입니다. 세포 속에 흡수되지 못한 포도당은 혈액 속으로 돌아와 혈당치를 올립니다. 그리고 몸속에서 이용되지 못하고 결국 오줌으로 배출됩니다.

당뇨병의 95%는 2형이기 때문에 2형에 대해서 자세히 살펴보겠습니다. 세포 속에 포도당을 잘 축적하지 못하는 이유는 세포 중에 소포체라는 기관이 제 기능을 하지 못하기 때문입니다. 이 기관에는 포도당 수용체가 있는데 포도당을 세포에 전달해 에너지로 변환시키는 역할을 합니다. 그리고 이것을 활성화시키기 위해서는 운동이 필요합니다. 효소욕이 유산소운동도 된다는 것, 기억하시나요? 효소욕을 하면 혈당치가 내려가는 것은 그 때문입니다. 일반적으로 당뇨병 치료는 식사제한과 운동이 기본이라고 알려져 있습니다. 하지만 저는 운동은 해야 하지만 식사제한은 필요하지 않다고 생각합니다.

Q : 왜 그렇습니까?

A : 육식과 기름기 있는 음식은 삼가는 것이 좋지만 에너지(칼로리)에 대해서는 그다지 구애받지 않는 것이 좋습니다. 당뇨병은 포도당만 빠져나가는 것이 아니라 많은 양의 아연과 마그네슘도 오줌으로 빠져나갑니다. 이 같은 미네랄은 우리 몸에서 필수적인 역할을 하며 체내에서 만들어지지 않기 때문에 음식으로 섭취를 해줘야 합니다. 그런데 식사제한을 하면 음식으로 보급되지 않아 미네랄 부족, 영양실조 상태가 되어 당뇨병의 합병증인 신경장애와 시력장애를 일으키는 것입니다.

Q : 실제로 좋아진 분이 계십니까?

A : 조금 믿기 어려운 분이 있습니다. 기무라 씨는 50세의 남성인데 당뇨병으로 녹내장이 생겨서 오른쪽 눈이 전혀 보이지 않았습니다. 혈당치는 350(126이상은 당뇨병), 혈압은 180 이상이었으며 합병증으로 간경변이 나타났습니다. 간경변이 나타나는 원인은 술 말고 여러 가지가 있는데 기무라 씨의 경우는 치료할 때 먹은 약이 너무 많았기 때문이었습니다. 그는 당뇨병 약, 고혈압 약, 정신안정제, 위장약 같은 것을 합해서 하루에 27정을 먹었습니다.

그런 상태에서 효소욕을 시작했는데 3개월이 지나도 그다지 좋아지지 않았습니다. 그래서 과감히 약을 끊자고 제안했습니다. 완전히 끊는 것이 아니라 위장약 한 알만 남기자고 했습니다. 약을 끊는 데는 약간 용기가 필요했습니다. 그런데 약을 끊은 이틀 후 혈당치는 180까지 내려갔습니다. 혈압도 150 이하가 되었습니다. 이 분은 하루에

3회씩 들어갔습니다. 연간 1,000회입니다. 이것은 대단한 일입니다. 그렇게 10개월 정도 되었을 때 보이지 않던 오른쪽 눈이 보인다는 것입니다. 눈 안쪽으로 피가 쏵 흐르는 느낌이 있었다고 합니다. 결국 효소욕을 시작한 지 1년 만에 혈당치가 120 이하로 내려갔습니다. 기무라 씨는 효소욕을 한 덕분이라고 말했지만 하루에 세 번씩 열심히 효소욕을 한 본인 노력의 결과라고 하는 것이 더 맞을 것입니다. 당뇨병은 몸속에서 몸을 움직이는 에너지가 잘 만들어지지 않아서 무기력증을 동반하기 때문에 끈기마저도 앗아가는 병이거든요.

Tip   소포체(小胞體)

세포질에 있는 주름 잡힌 주머니 모양의 세포 소기관(小器官)으로 세포의 구조적 체제를 만들며, 원형질막과 핵막 간의 순환 통로를 이룬다. 단백질 합성, 지방질 대사 및 세포 내 물질 수송 등의 기능을 한다.

수용체(受容體)

세포막이나 세포 내에 존재하며 호르몬이나 항원, 빛 등의 외부 인자와 반응하여 세포 기능에 변화를 일으키는 물질. 호르몬 수용체, 항원 수용체, 빛 수용체가 있다.

아연(亞鉛, zinc)

아연은 인체 내에서 세포를 구성하고 생리적인 기능을 조절하는 대표적인 무기물질 중 하나이다. 인슐린과 핵산, 단백질을 합성하는 효소의 활성에 필요한 물질로, 육류나 해조류에 많이 포함되어 있다. 만약에 섭취량이 부족하면 출산 시 기형아나 저체중아를 낳을 수 있으며 성장발육에 문제를 일으키게 된다. 그러나 과잉섭취 시에도 미네랄 불균형 등의 문제가 발생한다.

마그네슘 *magnesium*

마그네슘은 체내 약 0.1%를 차지하며 칼슘과 함께 뼈에 함유되어 있다. 마그네슘은 근육과 신경의 기능을 유지하고, 에너지를 발생시키며 단백질 합성의 촉매로 작용한다. 칼슘, 칼륨, 나트륨 등 다른 무기 염류의 대사에도 영향을 미치므로 마그네슘이 부족하면 질병에 걸리거나 기존의 질병이 악화될 수 있다. 마그네슘은 녹색 야채, 호두·땅콩과 같은 견과류, 정제하지 않은 곡물 등에 많이 들어 있다.

➤ 부정맥도 역시 100일 전후로 효소욕을 하면 좋다

Q : 앞에서 심장박동조절장치 이야기를 하면서 부정맥에도 효소욕이 효과적이라고 말씀하셨는데요.

A : 네. 실제 60대 남성분인 마츠야마 씨는 자신의 부정맥을 '오늘은 진도 3이다'거나 '오늘은 진도 5다'로 표현하는 재미있는 분입니다. 주에 두 번 정도밖에 못 오기 때문에 1년이 지나도 별로 좋아지지 않았습니다. 그래서 마츠야마 씨에게 '제가 하는 말을 듣고 매

일 해보십시오. 열심히 해봅시다' 하고 꾸준히 효소욕을 해볼 것을 권했습니다. 마츠야마 씨는 그날부터 매일 효소욕을 했습니다. 그런 어느 날 마츠야마씨는 '잊어버리지도 않습니다. 10월 6일 이후로는 한 번도 발작이 일어나지 않았습니다' 라고 하는 것이었습니다. 그 이후 마츠야마 씨는 저를 볼 때마다 '잊을 수 없는 10월 6일' 이라고 하는 것이 버릇이 되었습니다만 그 10월 6일은 매일 효소욕을 한 지 108일째 되는 날이었습니다. 처음에 제가 100~120일이라는 기준은 자기면역질환의 경우라고 말씀드렸습니다. 그러나 다른 병도 보통 100~120일이면 효과가 나타납니다. 협심증도 그렇습니다. 효소욕장에 올 때도 통증으로 오는 길 중간에 웅크리고 주저앉을 정도로 증세가 심하던 72세의 켄이치 씨도 지금은 자전거를 타고 효소욕장에 옵니다.

3장 통증, 정신질환, 파킨슨병, 갱년기장애

정형외과 영역의 통증에는 효소욕이 좋다

Q : 인간은 직립보행을 하기 때문에 아무래도 요통이 자주 나타납니다. 효소욕은 서양의학에서도 사용하는 온열요법이기 때문에 통증 완화에 상당히 효과가 있을 것 같은데요.

A : 앞에서도 이야기했지만 피로성 요통은 3일 정도만 효소욕을 하면 통증이 없어집니다. 한번만 들어가도 편해지는 사람이 있습니다. 그러나 추간판 헤르니아에 의한 좌골신경통은 완전히 회복되는 데 100일 정도 걸립니다. 추간판은 척추와 척추 사이에 있는 연골조직으로 방석과 같은 형태입니다. 이를테면 척추 사이에서 쿠션 역할을 합니다. 이 조직이 노화되어 탄력성을 잃은 상태에서 급격한 압력을

가하면 신경을 압박해서 통증이 생깁니다. 이것이 추간판 헤르니아입니다. 서양의학에 따라 치료하려고 하면 신경블록주사를 맞거나 수술을 해야 합니다.

Q : 효소욕은 결국 따뜻한 열로 고치는 것입니까?
A : 온열효과는 물론 있습니다. 그러나 그것만이 아닙니다. 추간판 헤르니아는 치료를 하지 않아도 어느 날 갑자기 좋아지는 경우가 있다고 합니다. 이것은 자신의 몸이 스스로 치료했다고 생각할 수 있습니다. 면역이라는 것은 외부에서 침입한 이물을 제거할 뿐만 아니라 자기 몸의 이상을 정상으로 돌리는 활동까지 포함합니다. 만일 그렇다면 면역력을 높이는 것으로 추간판 헤르니아를 치료할 수 있지 않겠습니까. 면역체계의 기능을 향상시키는 것이기 때문에 어느 정도의 시간이 걸리는 것입니다.

Q : 다른 정형외과 질환에 대해서는 어떻습니까?
A : 편타성 손상(자동차의 충돌, 추돌 때 강한 충격으로 인한 목의 손상)으로 경추 헤르니아가 되어 손이 저리는 것은 자주 있는 경우입니다만 이것은 추간판 헤르니아와 같습니다. 헤르니아를 동반하지 않는 편타성 손상이라면 뼈를 둘러싸고 있는 근육이 뒤틀린 것이기 때문에 2개월이면 완치됩니다. 편타성 손상은 빨리 효소욕을 하면 할수록 치료도 빠릅니다. 교통사고로 편타성 손상을 입고 사고 후에 토한 사람은 효소욕을 해서 낫는 과정에서 역시 기분이 안 좋아져서 토하는 경우가 있습니다. 아마 근육세포의 변형이 사고 후 토한 시

점까지 돌아 가는 것이 아닌가 생각됩니다. 그리고는 사고 전의 상
태로 돌아간다고 생각할 수 있습니다.

Q : 저는 운동 후에 무릎에 물이 찹니다만….
A : 물만 빼는 것이라면 3일이면 충분합니다. 혈류가 좋아지기 때문
에 물이 빠지는 것입니다. 그러나 무릎관절염을 완치하기 위해서는,
즉 두 번 다시 물이 차지 않게 하기 위해서는 어느 정도 시간이 필요
합니다. 물이 차는 이유는 무릎의 윤활유 역할을 하는 활액(滑液)이
부족하기 때문입니다. 활액을 확실히 만들 수 있게 하면 치료가 되
는데 이것은 대사와 관련되어 있습니다. 일반적으로 뚱뚱한 사람은
무릎에 부담이 가기 때문에 물이 차기 쉽다고 말합니다만 활액이 풍
부하게 분비되면 물은 차지 않습니다. 근본적으로는 부하 문제보다
는 대사 문제입니다.

Tip   헤르니아 *hernia*

　　　장기(臟器)의 일부가 원래 있어야 할 장소에서 벗어난 상태. 복부에
　　　있어야 할 것이 사타구니, 허벅지, 배꼽, 횡격막 등에 생기는 경우가
　　　있고, 복부 이외에서는 추간 연골이나 뇌에서 발생할 수 있다. 탈장
　　　(脫腸)이라고도 한다.

정신질환과 효소욕

Q : 앞에서 효소욕과 서양의학이 협력할 수 있는 부분이 있다는 이야기에서 정신질환의 예를 드셨는데 그런 병을 가진 분도 효소욕을 합니까?

A : 많습니다. 저는 정신질환에 대해서 이렇게 생각합니다. 급격하게 상태가 나빠지는 계기가 반드시 있습니다. 먼저 부친의 사망에 충격을 받거나 갑작스런 이별 등으로 스트레스를 받으면 밤에 잠을 자지 못하게 됩니다. 이것이 제1단계입니다. 밤에 잘 수 없다는 것은 교감신경, 부교감신경의 활동이 역전되어 있는 것입니다. 낮에는 교감신경이 활동하고 밤에는 부교감신경이 활동하는 것이 정상인데 이 리듬이 무너져 자율신경이 제 기능을 하지 못하는 것입니다. 이것은 신경이 불안정한 상태이기 때문에 감정이나 정신에 큰 문제를 일으킬 수 있습니다. 물론 스트레스뿐만 아니라 식생활도 관계 있다고 생각합니다.

Q : 구체적으로 말하면 어떤 것입니까?

A : 말하자면 지금 우리 식습관은 동양인의 유전자에 맞지 않습니다. 재미있는 이야기가 신문에 난 적이 있습니다. 슈퍼마켓에서 물건을 사면 계산대에서 레이저로 바코드를 읽는데 이것은 식품에 포함되어 있는 효소를 죽이는 것이라고 합니다. 그것이 사실이라면 우리들은 효소가 파괴된 식품을 먹고 있는 것입니다. 음식으로부터 효소를 보급받지 못하기 때문에 효소가 부족하게 됩니다.

효소는 뇌의 명령을 신경을 통해 근육에 전달하는 기능을 하는 아세틸콜린이라는 신경전달물질을 분해하는 기능을 하는데, 이 작용이 원활하지 않으면 큰 문제가 발생합니다. 원래 하나의 명령을 전달하고 난 아세틸콜린은 바로 녹아 없어져야 합니다. 그렇지 않으면 다음 명령을 받을 수가 없습니다. 아세틸콜린을 녹이는 것이 아세틸콜린에스테라제라는 효소입니다. 이 아세틸콜린에스테라제가 작용하지 않으면 근육은 마비되어 결국 죽음에 이릅니다. 결국 효소가 부족하면 뇌에도 영향을 미칩니다. 이것은 식습관과도 크게 관련이 있습니다.

Q : 실제로 그런 분이 있습니까?

A : 야구치 씨는 28세의 남성으로 효소욕을 찾았습니다. 당시 신경계 이상으로 강한 공격 성향을 보였습니다. 환청도 있어 어떤 사건을 일으켜도 전혀 이상하지 않은 상황이었습니다. 증상이 심해서 이전에 정신병원에서 7번 전기쇼크요법을 받았습니다. 일곱 번씩이나 전기쇼크요법을 어떻게 받았을까 하는 생각이 들지만 야구치 씨는 체력이 좋아서 견뎌냈을 것입니다. 그렇지만 그 충격으로 20대의 기억이 대부분 사라졌습니다.

그 상태로 효소욕을 시작해서 50일 정도 지나자 기억이 서서히 돌아왔습니다. 정신병원에서 어떤 일이 있었는지 물으면 조금씩 이야기하기 시작했습니다. 100일 정도 지나자 정말 부드러운 사람이 되었습니다. 야구치 씨는 원래 성품이 온순한 사람이었다고 합니다. 공격 성향을 회복하고 지금은 아주 정상적인 생활을 하고 있습니다. 또한 한 여성은 유방암을 제거하고부터 자율신경에 이상이 생겼습니다. 우울증이 생겨 자살충동을 느끼곤 했는데 세 번 정도 효소욕을 한 후 기분이 상쾌해져 성격도 밝아지고 '5월의 맑은 날처럼 기분이 좋다'고 할 정도로 회복되었습니다.

정신질환에서 벗어나기 위해서는 의사를 신뢰해야 합니다. 자신이 견디지 못했던 스트레스를 무엇인가에 의지해 치료해 가는 것인데, 효소욕은 확실하게 편안함과 안정감을 주기 때문에 회복에 도움을 주는 것입니다.

🐟 파킨슨병, 갱년기장애, 대상포진, 크론병 등

Q : 갱년기장애로 오는 사람들이 많겠군요.

A : 많습니다. 어깨 결림, 두통, 저림, 몸이 화끈거리는 이른바 부정형신체증후군입니다. 병원에 가도 분명히 몸은 아픈데 병이 없다고 하기 때문에 어떤 해결 방법도 찾지 못합니다. 이것은 몸속 자율신경의 균형을 잡으면 많은 부분 호전됩니다. 그리고 자율신경이 관장하는 호르몬의 균형도 잡히기 때문에 갱년기장애인 사람에게도 효소욕은 필요합니다. 여성의 경우 폐경기를 경계로 골밀도가 뚝 떨어집니다. 정상 수치에서 20% 정도 더 떨어진다고 합니다. 따라서 폐경기 전까지 가능하면 높은 골밀도를 유지하는 것이 중요하지만 대다수의 사람들은 30대가 되면 점점 골밀도가 떨어져서 폐경기가 될 쯤에는 더욱 떨어지는 것이 보통입니다. 효소욕을 한 여성은 폐경 후에 골밀도가 올라간 사례가 많습니다.

Q : 대상포진을 효소욕으로 고쳤다는 분을 만난 적이 있습니다.

A : 대상포진은 바이러스가 신경 영역에 침투해서 작고 붉은 수포를 그 신경 영역에 만드는 것입니다. 따라서 신경통과 같은 통증도 있습니다. 바이러스이기 때문에 이것도 면역에 관련되어 있다고 봅니다. 피로 등으로 면역력이 떨어지면 바이러스가 침투할 틈이 생깁니다. 그러나 대상포진 자체는 그렇게 무서운 병이라고 생각하지 않습니다.

제가 염려하는 것은 대상포진 후 신경통입니다. 이것은 바이러스가 신경세포를 마구 공격해 무척 아픈 병입니다. 추간판 헤르니아의 통증보다 더 심합니다. 병원에 가도 잘 낫지 않습니다. 3년 안에 고치지 못하면 평생 낫지 않는다고 합니다. 따라서 대상포진은 확실하고 완벽하게 고치지 않으면 안 됩니다. 7년간 이 병으로 고생을 한 사람도 효소욕을 반년 하고 통증이 대부분 없어질 정도로 호전된 사례가 있습니다.

Q : 녹내장으로 보이지 않던 눈이 효소욕으로 보이게 되었다는 조금 믿기 어려운 이야기를 들었습니다.

A : 그것은 놀라운 일이었습니다. 다만 효소욕이 안압을 내리는 것은 확실합니다. 1회만 해도 내려갑니다. 또 시력이 회복되었다는 사람도 몇 사람이나 있습니다. 어떤 사람은 운전면허 갱신을 하러 가기 전에 효소욕을 하고 갔는데 원래 가지고 있던 면허 조건에는 '안경착용'이 있었는데 이번에는 아무 말이 없었다고 합니다. 그러나 노안이 된 경우는 효소욕으로도 개선하기 어렵습니다.

Q : 마지막으로 지금까지 가장 인상에 남는 사람은 어떤 분입니까?

A : 크론병을 앓던 사람이 있었습니다. 크론병은 대장에 계속 궤양을 만드는 자기면역성 질환으로 난치병입니다. 같은 종류의 병으로 궤양성대장염이 있습니다. 궤양성대장염도 궤양이 계속 생기는 것이지만 대장 이외에는 생기지 않습니다. 따라서 최악의 경우는 수술로 대장을 전부 제거할 수가 있습니다. 그러나 크론병은 구강에서 항문까지의 소화관 어디에서나 생길 가능성이 있습니다. 그 때문에 수술을 해도 의미가 없습니다.

치료는 음식을 줄이는 것과 스테로이드를 중심으로 한 약물요법밖에 없습니다. 젊은 여성들에게 많은데 원인은 스트레스라고 합니다. 미우라 씨는 22세의 여성으로 18세부터 2년간 외국생활을 했는데 그때 발병했다고 합니다. 크론병에 걸리면 하루에 20번 정도 화장실에 갑니다. '외출하는 것이 두렵다'고 말할 정도입니다. 그래서 더 먹지 못하기 때문에 바짝 말라서 체중은 35kg밖에 안 됩니다.

그 여성이 효소욕을 하겠다고 했을 때는 약간 망설였습니다. 효소욕은 유산소운동이기도 해서 체력이 소모됩니다. 35kg밖에 되지 않는 몸이라 처음에는 걱정을 했습니다만 결국 문제는 없었습니다. 효소욕을 시작하고 3개월 정도 지나자 설사 횟수가 1일 3회까지 줄었다고 합니다. 그렇게 되면 외출하는 것이 즐거워지겠지요. 그 여성은 종종 밖에서 전화로 '지금 맛있어 보이는 파스타가게 앞에 있는데 먹어도 괜찮을까요' 하고 물어봅니다. '안 먹는 것이 좋겠는데요'라고 해도 '먹고 싶어요' 합니다. 아직 완전히 나은 것이 아니기 때문에 그런 음식은 먹지 않는 것이 좋지만 식욕이 돌아온 것은 회복되고 있다는 증거입니다. 본인도 그 점을 기쁘게 생각합니다. 또 병을 고치겠다는 의욕도 생긴 것 같습니다. 결국 반 년 정도 걸려 지금은 화장실 찾느라 불안해 하지 않아도 되어 사회 생활도 잘 하고 있습니다.

Tip **부정형신체증후군(不定形身體症候群)**

뚜렷하게 어디가 아프거나 병이 있지 않는데도 병적 증상을 호소하는 것. 머리의 무거움이나 초조감, 피로감, 불면, 어깨 결림, 식욕 감퇴가 일어나며 막연한 불쾌감이 따른다. 하지만 실제로 검사하면 아무 이상도 발견되지 않는다.

대상포진(帶狀疱疹)

몸의 좌우 한쪽 신경에 수두(水痘), 대상 포진 바이러스가 감염되어 일어나는 병. 삼차 신경, 늑간 신경, 좌골 신경 등이 지배하는 영역에서 일어나는 일이 많은데, 지름 2~4mm의 붉고 동그란 발진이나 수포가 띠 모양으로 밀집하여 생긴다.

안압(眼壓)

눈알 내부의 일정한 압력. 정상적인 안압은 15~25mmHg이며, 그 이상 또는 그 이하이면 시력 장애가 일어난다.

인간의 수명은 100세

Q : 지금까지 병에 대한 이야기만을 했습니다만 오히려 효소욕은 병의 예방법에 더 적절한 것이 아닌가 생각합니다.

A : 원래 효소욕은 아무 병도 없는 사람이 하는 것입니다. 그렇지만 이가 아프지 않으면 아무도 치과에 안 갑니다. 그것이 현실입니다. 현재 우리의 스트레스 상태, 음식 상태를 생각해 보면 우리의 체내 효소 상태를 절대로 좋게 볼 수 없습니다. 지금은 아무렇지도 않지만 1개월 후, 1년 후 중한 병에 걸리는 것이 전혀 불가사의한 일도 아닙니다.

우리는 보통 병에 걸리면 병원에 가서 의사에게 다 맡겨 버립니다. 그런 태도는 이제 그만버려야 합니다. 자신의 몸은 스스로 건강하게 가꿀 수 있으며 그것은 대단히 중요합니다. 자신의 몸을 아는 것은 자신입니다. 의사의 의견은 참고의견에 지나지 않습니다. 의사에게 의지하는 것이 아니라 의사를 이용하고 같은 의미로 효소욕도 이용하고 건강보조식품도 이용해야 합니다.

저는 인간의 수명은 100세 정도라고 생각합니다. 인간의 세포는 그렇게 설계되어 있습니다. 따라서 100세까지 살지 못한 사람은 병 예방을 태만히 한 사람입니다. 효소욕을 정기적으로 해서 반드시 천수를 다하기를 기원합니다.

Q : 개인이 건강에 대한 의식을 확실히 가지는 것이 중요하군요.

A : 최근 미네랄과 비타민의 필요성을 이해하는 사람들이 많아지고

자신의 건강을 스스로 지키려는 사람들도 많아지고 있습니다. 이제 건강산업 시대가 되었음을 실감합니다. 다만 미네랄과 비타민을 섭취하는 것만으로는 불충분합니다. 체내 효소가 있어야 비로소 그것들을 분해, 흡수할 수 있습니다. 따라서 자신의 몸속을 효소가 생기기 쉬운 환경으로 만드는 것이 대단히 중요합니다. 그러기 위해서는 우선 체내온도를 올릴 필요가 있습니다. 체내온도를 올리는 가장 쉽고 편한 방법이 바로 효소욕입니다.

쌀겨는 영양덩어리

현미를 정미했을 때 나오는 것이 쌀겨이며, 현미를 어느 정도 정미하는가에 따라서 얻을 수 있는 쌀겨의 양이 달라진다. 백미에서 쌀겨가 가장 많이 나오고 배아미, 7분도, 5분도, 3분도 순으로 쌀겨의 양이 적어진다.

쌀겨는 영양분의 핵심이다. 단백질, 지방, 탄수화물, 섬유가 포함되어 있다. 미네랄은 인과 칼륨, 비타민은 B1과 나이아신이 특히 많이 포함되어 있다. 미네랄과 비타민이 풍부하여 비타민제 원료로도 사용된다. 이렇게 영양분이 풍부한 쌀겨지만 맛은 그다지 좋지 않아 일반 식품으로는 잘 사용되지 않는다. 현재는 쌀겨기름, 가축 사료, 비료 등으로 사용된다.

한때 건강식으로 현미밥이 유행한 적이 있지만 현미는 밥을 짓기가 어렵고 경우에 따라서는 위장에 부담을 주기도 한다.

그래서 영양과 건강을 생각한다면 현미보다 백미와 쌀겨를 섭취하는 것이 낫다. 이때 꼭 주의해야 하는 것은 쌀겨의 신선도이다. 쌀겨에는 불포화지방산이 포함되어 있어 오래 보관하면 산화되며, 산화된 쌀겨는 설사와 구토를 일으킨다. 쌀겨를 안심하고 먹을 수 있는 기간은 정미한 후 일주일 정도로 짧지만, 2~3분 정도 살짝 쪄놓으면 수분이 증발해 장기간 보존할 수 있다. 쌀겨는 식물섬유의 보고이기 때문에 변비 해소는 물론 혈중 콜레스테롤을 감소시키고 비피더스균의 먹이가 되어 장내세균 중에서 선옥균(善玉菌)의 힘을 키워준다. 변의 양이 늘면 다이옥신 등의 유해물질이 체외로 배출되는 효과도 있다.

쌀겨를 이용하는 다른 방법은 '쌀겨 주머니'를 이용하는 것이다. 가로 세로 10cm 정도의 주머니를 만들어 쌀겨를 넣어서 욕조에 담궈 비누처럼 몸을 씻는다. 이 쌀겨 주머니는 비누가 나오기 전에는 여성들의 입욕에는 빠지지 않는 아이템이었고 비누가 나온 후에도 계속 사용되고 있다. 몸을 씻는 쌀겨주머니와 별도로 조금 더 큰 쌀겨주머니를 욕조에 담궈두면 피부가 매끈해진다. 쌀겨의 영양성분이 피부에 흡수되는 것이다. 이것과 같이 발효된 쌀겨에 몸을 담그는 효소욕에서도 효소와 비타민, 미네랄이 사람에게 스며든다.

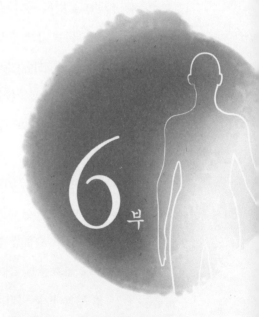

6부

우리는 효소욕으로
건강해졌습니다!

포
기
하
지

말
자

효소욕을 통해 건강을 되찾은 사람들이 많다.

현대의학으로는 치료가 어렵다고 하는 병들, 사고와 병의 후유증
으로 인한 고통에서 해방된 사람들이 끊이지 않고 있다. 그런 사람
들의 생생한 체험담을 모았다.

약한 피부와 안정피로
사례1

피부과에서는 응급처치만 하지만, 효소욕은 체질을 개선해서 근
본적인 원인을 고친다.   노마 쇼오코(野間肖子, 32세)

유독 손에만 상처가 잘 생기고 또 잘 낫지 않는 체질이라는 것을 알게 된 것은 25살 때입니다. 예를 들어 반소매를 입고 있다 어딘가에 부딪히면 바로 상처가 생기고 화농이 생겨 흉터가 남습니다. 다른 곳은 전혀 문제가 없는데 손만 그렇습니다. 피부과에 가보았더니 체질이 그렇다고 합니다. 실은 오빠도 저와 같은 증상으로 상처가 생기면 딱지는 생기지 않고 곪는 체질입니다. 피부과에서 바르는 비타민을 처방해 주었습니다. 반창고는 사용할 수 없습니다. 반창고를 붙이면 뗄 때 피부가 벗겨져 버리기 때문입니다. 그래서 약을 바르고 거즈를 대고는 가볍게 테이핑만 해야 합니다.

이것은 응급처치여서 상처는 확실히 낫지만 흉터는 남습니다. 저는 피아노를 가르치기 때문에 늘 손을 사용하는데 손이 상처투성이라 항상 고민이었습니다. 그 외에도 원래부터 눈이 안 좋은데 작은 악보를 읽기 때문에 안정피로로 눈에 경련이 일어납니다. 그것이 원인이 되어 두통과 어깨 결림이 심합니다. 두통약을 늘 한 통씩 가지고 다녔지요. 안 가지고 있으면 불안해집니다. 그런데 그 두통약도 잘 들지 않았습니다. 침과 마사지도 해봤지만 침은 그때만 조금 좋아지고 마사지는 오히려 토할 정도로 몸살을 했습니다.

그러다가 효소욕을 알게 된 것은 29살 때입니다. 상가 소개 잡지에 3회 체험권과 함께 소개되어 있었습니다. 어머니가 요통이 심해서 힘들어하시던 차라 그럼 둘이서 가보자고 했습니다. 둘이서 하면 뭔가 두렵지도 않고 해보고 싫으면 그만두면 되니까요. 솔직히 말하면 나무상자에 들어가서 쌀겨를 덮는 것이 조금 무서웠습니다. 그렇지만 뜨거운 것은 두 사람 다 잘 견디기 때문에 아무렇지도 않았습니다. 처음에는 얼굴에 가제를 대고 위쪽 반만 쌀겨를 덮었습니다. 그런데 어느 때인가 아토피가 있는 경우는 피부에 직접 쌀겨를 올린 다는 이야기를 듣고는 가제를 덮는 것이 손해인 것 같아 가제는 사용하지 않았습니다. 최근에는 얼굴 반만 아니라 콧구멍을 제외하고 는 얼굴 전체에 쌀겨를 덮습니다. 어머니는 벌써 300회를 넘어섰고 저는 그 정도는 아니지만 250회를 넘었습니다.

지금은 손의 상처가 다 나았습니다. 상처가 생겨도 3회 정도 효소 욕을 하면 흉터도 남지 않습니다. 안정피로는 아무래도 직업의 특성 에서 생기는 것이라 일을 그만 두지 않는 이상 낫기는 힘들 것입니 다. 다만 두통과 어깨 결림은 없어졌습니다. 지금은 병원에도 안 가 고 약통도 들고 다니지 않습니다. 발가락에 생겨서 부딪히면 아팠던 티눈도 없어졌습니다. 그곳에 집중적으로 뜨거운 쌀겨를 덮어서 치 료하면서 4회 정도 하니까 없어졌습니다. 만져보면 뿌리도 만져지 지 않으니 완치되었다고 생각합니다.

좀 아쉽게도 체중은 변하지 않았습니다. 처음에는 다이어트 효과 도 기대했는데 저는 전혀 효과를 보지 못했습니다. 살이 빠지지 않 는다고 효소욕을 도와주는 직원에게 투정하면 '살이 빠지기를 기대 하면 살이 빠집니다' 라고 말했습니다.

음식이 이렇게 맛있게 느껴지는데 살이 빠질 일이 없지요. 그래도 몸은 상당히 탄탄해졌습니다. 체지방이 분해되어 몸의 쓸데없는 부 분이 없어진 것 같아요. 그것만으로도 만족합니다.

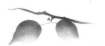

Tip 안정피로(眼睛疲勞)

정상적인 사람보다 빨리 눈의 피로를 느끼는 상태. 앞이마 압박감,

두통, 시력 장애 등을 일으키며 심하면 구역질, 구토까지 일으킨다.

팔저림

사례2

증상이 가장 심한 때의 통증을 10이라고 하면 지금은 1 정도로 개

선되었다.   무카이 쥰(向井淳, 42세)

상당히 오래 전부터 왼팔이 저렸습니다. 그러다가 1년 전부터는

왼팔을 전혀 쓸 수 없게 되었습니다. 물론 정형외과에 갔습니다. 의

사는 노화현상과 과도한 사용 때문이라면서 전에 천공원의 건초염

이 직업병으로 문제가 된 적이 있는데 그 변형인 것 같다고 했습니

다. 엑스선을 찍었지만 뼈에 아무 이상이 없어서 원인을 알 수 없었

습니다. 의사는 6개월 동안 1주에 2일 정도 물리치료를 해보고 경과

를 지켜보자고 했습니다. 일종의 신경통이라며 왼손을 사용하지 말

라고 했지만 직업이 컴퓨터 관련 직종이라 하루에 8~10시간은 컴

퓨터를 사용하지 않으면 안 됩니다. 다행히 오른손은 문제가 없어

글은 쓸 수 있었습니다. 왼손은 다른 것으로 받쳐주지 않으면 떨려

서 가능하면 오른손으로만 일을 하고 있지만 전혀 좋아지지 않았습

니다. 물리치료라고는 하지만 저주파마사지를 하는 것뿐이라 일시

적으로 통증을 줄여줄 뿐 낫지는 않았습니다. 잘 낫지 않으니 모든 일은 오른손으로만 하게 되었고, 일을 하는 데 시간이 많이 걸리고 여유시간이 점점 없어졌습니다. 이대로 오른손의 부담이 계속 늘어나면 오른손까지 아파질 것 같았습니다.

침도 맞아 보았지만 저하고는 맞지 않았습니다. 침이 주는 자극이 심해서 치료 후에는 힘이 빠져서 손이 움직이지 않았습니다. 강하게 쥐고 있던 것이 갑자기 사라진 후의 허탈감 같은 것이었습니다. 저린 것은 없어졌지만 움직일 수가 없어 움직이려고 하는 것이 더 힘들었습니다. 손을 사용하지 않는 사람들에게는 좋은 치료법일 수도 있지만 저는 손을 사용하면서 고쳐야 했기 때문에 맞지 않았습니다.

그렇게 4개월 동안, 물리치료, 침, 마사지를 받았지만 전혀 좋아지지 않았습니다. 난감해서 주위 사람들에게 다른 좋은 방법을 물어보았습니다. 그때 누군가 효소욕을 알려주었습니다. 병원에서 낫지 못하는 것들이 낫고 암도 고친 사람이 있는 것 같다고 소개해 주었습니다. 이야기를 들어보니 바닷가에서 모래찜질을 하는 것 같은 그런 분위기일 것 같았습니다.

처음 효소욕을 했을 때부터 효과가 있다고 느꼈습니다. 왼손의 증상은 저림, 통증, 무력감 3가지였는데, 다른 방법으로는 저림만 없어지거나 통증만 사라지거나 했던 것이 효소욕에서는 3가지가 동시에 줄어들었습니다. 더욱이 팔뿐만 아니라 몸 전체의 기능이 원래대로 돌아오는 느낌이었습니다. 막 시작했을 때는 자극이 가해져 오히려 팔이 더 저렸습니다. 그런데 땀이 식으면서 저리는 것도 같이 없어졌습니다. 정말 효소욕을 하면 땀이 엄청나게 많이 흐릅니다. 지금까지 살아오면서 그렇게 땀을 많이 흘린 적이 없었습니다.

가장 상태가 안 좋을 때의 통증을 10이라고 한다면 지금은 1이나 2정도입니다. 다만 팔을 계속 사용하면 4나 5 정도로 돌아갑니다. 그리고 효소욕을 하면 다시 1이나 2가 되는 그런 상태입니다. 시작한 지 8개월째이니까 앞으로는 손을 아무리 사용해도 3 정도의 상태가 될 것이라고 생각합니다.

Tip 천공원(穿孔員)

정보를 입력하기 위하여 컴퓨터용 카드나 종이테이프에 천공기로 구멍 뚫는 일을 하는 사람.

건초염

힘줄을 싸고 있는 막에 생기는 염증. 급성인 것은 붓고 고름이 생기며 몹시 아프다. 만성인 것은 결핵균에 감염되어 일어나는 경우가 많은데, 천공원이나 피아니스트처럼 건초에 마찰이 심한 일을 하는 사람에게 잘 걸리고 나은 뒤에도 운동 장애를 일으키는 수가 있다.

사례3 **자기면역성간염**

효소욕을 끝내고 땀 흘리면서 쉬는 40분의 시간이 정말 행복한 순간이다.
                                                키시 쿄우코(岸京子, 57세)

효소욕을 하기 전 3년 동안은 매년 1개월 반 정도는 입원을 해야 했습니다. 이제 효소욕을 시작한 지 2년이 되는데 그동안 입원한 적이 없습니다. 그것만으로도 대단한 일이라고 생각합니다.

자기면역성간염은 신체의 면역기능이 항원을 잘못 판단하여 건강한 간세포를 공격하는 병입니다. 원인은 스트레스라고 합니다. 저는 어디가 아프다거나 그런 것은 전혀 없었는데 소변이 홍차색으로 변해서 검사를 해보니 ICG(염증의 정도를 나타내는 수치)가 1,800이었습니다. 2,000을 넘으면 간염이기 때문에 상당히 위험한 상태라 바로 입원을 했습니다.

그때 저는 열심히 일을 하고 있었습니다. 동에 번쩍 서에 번쩍하는 식으로 날아다녔습니다. 물론 언제나 잠은 부족했고 식사는 대부분 외식으로 때우는 불규칙한 생활이었습니다. 그래도 저는 아주 활동적이어서 그런 생활이 무리였다는 것을 안 것은 입원을 하고 어느 정도 체력이 회복된 후였습니다. 건강한 상태가 어떤 것인지 잊어버리고 있을 정도로 바빴던 것입니다. 사람을 대하는 직업이라 스트레스도 엄청 받았죠. 병에 걸리고 일을 그만둔 후에는 직업상 만났던 사람과는 모두 연락을 끊었습니다. 아, 한 사람만 빼고요.

몸이 조금 회복되어 퇴원한 후에도 다시 2번, 3번 입원을 해야 했는데 이유는 스트레스 때문입니다. 간염을 회복하기 위해서는 기본적으로 안정이 필수입니다. 치료라고 해도 별 것이 없습니다. 먹고 자고 먹고 자고를 반복합니다. 아마 스트레스로부터 벗어나려고 병원으로 도망온 것 같습니다. 간질환으로 입원 여부를 결정하는 것은 GOT, GPT라고 하는 간 기능 수치를 기준으로 합니다. 정상은 30까지입니다. 이것이 세 자리 숫자가 되면 자동으로 입원하고 두 자리가 되면 퇴원합니다.

왜냐면 세 자리가 되면 스테로이드제를 5정 이상 복용하지 않으면 안 됩니다. 환자가 처방을 받아서 가져갈 수 있는 것은 4정까지이고 그 이상이 되면 의사의 관리 하에서 투여를 해야 됩니다. 그것을 저는 8정부터 시작했습니다. 처음에는 약만 먹어도 열이 나고 몽롱했는데 나중에는 아무렇지도 않습니다. 스테로이드는 무섭습니다.

세 번째 퇴원하고 효소욕을 시작했습니다. 입원 전에 소개를 받고 퇴원하면 해보려고 기대하고 있었죠. 지금까지 많은 사람들에게 효소욕을 소개했습니다만 대부분의 사람들은 이것저것 시시콜콜하게 물어봅니다. 그렇지만 저는 이야기를 듣는 것만으로는 도움이 되지 않고 체험해 보는 것이 중요하다고 생각해 아무것도 물어보지 않았습니다. 더 이상 입원은 하고 싶지 않았기 때문에 다른 방법으로 자기관리를 해야 된다는 생각이었습니다.

그렇게 효소욕을 시작했습니다. 매일 하루 40분 효소욕을 하자 생활이 달라지기 시작했습니다. 효소욕을 하는 동안 아무 걱정 없이 정말 푹 쉴 수 있었습니다. 아마도 천연재료로 우리 몸에 이로운 것들만 들어 있기 때문이 아닌가 합니다.

간 수치가 현저히 떨어지기 시작해 2주일 후에는 수치가 92로 내려갔습니다. 그러다 업무가 과해지거나 무리를 하면 다시 수치가 올라가지만 전체적으로 간 수치는 많이 안정을 찾았습니다. 저 같이 일이 늘 있는 사람은 아무래도 완치하기 어렵다고 보지만 적어도 더 이상 입원은 하지 않아도 될 것입니다. 이제 효소욕은 생활의 일부가 되어서 효소와 함께 휴식하는 40분간은 저에게는 가장 행복한 순간입니다.

식도암

식도는 없지만 효소욕 덕분에 먹을 수 있고, 맥주도 마실 수 있다.

오하라 하지메(尾原 肇, 63세)

3년 정도 전부터 무엇인가 먹기만 하면 목에 찌릿하게 통증이 와서 늘 다니는 근처 병원에서 엑스선을 찍었습니다. 그랬더니 목 부분에 거뭇한 그림자가 보여서 소개장을 받아 큰 병원으로 갔습니다. 그곳에서 내시경으로 보니 쌀알 크기의 무엇인가가 있어 다시 동경대학병원에서 진찰을 받았습니다. 식도암이었습니다. 수술과 방사선, 화학요법 중 어떤 치료를 원하는지 묻기에 수술 받기가 싫어 방사선 치료를 받기로 하고 2개월 정도 입원했습니다. 상태가 호전되어 일단 퇴원했는데 6개월이 지날 때까지는 전혀 문제가 없었습니다. 하지만 정기적으로 하는 검사에서 암세포가 발견되었습니다. 다시 내시경으로 들여다보니 원래 암세포가 있던 곳의 반대쪽에 무엇인가 수상한 것이 있었습니다.

의사가 방사선 치료는 이미 불가능하고 내시경으로 처리하기에는 아슬아슬하다고 했습니다. 수술을 해야 한다고 했지만 수술이 싫어 내시경으로 제거했습니다. 하지만 완전히 제거되지 못했고, 식도암

159

은 때를 놓치면 큰일이라는 말에 결국 수술을 했습니다.

내과, 외과, 이비인후과, 식도전문의 외과 등의 의사들이 모두 참여한 대단한 수술이었습니다. 무려 12시간이 걸렸지만 성공했습니다. 5월에 수술하고 9월에 퇴원했습니다. 그런데 합병증으로 단염이 생겼습니다. 10월, 11월 2개월 다시 입원해야 했습니다. 계속 누워만 있는 생활, 무기력해지고 체력은 떨어졌습니다. 병원에서는 더 이상 할 수 있는 것이 없다고 말하며 자력으로 회복하는 방법밖에 없다고 했습니다. 그래서 곧 퇴원했습니다만 식사를 할 수가 없고 미각장애가 생기는 등 하루하루가 너무 힘들었습니다. 그럴 때 지인으로부터 속는 셈치고 효소욕을 해보라는 권유를 받았습니다. 퇴원 후 4개월이 지난 때입니다.

아무 것도 하기 싫은 상태였고 이것저것 효소욕에서 이야기하는 것조차 귀찮았습니다. 하지만 혹시나 하는 마음에 겨우 효소욕하는 곳에 방문했습니다. 그곳에서 말하길 일정 기간 계속하지 않으면 의미가 없다는 것입니다. 그 말을 듣고 '1년간은 해보자'고 결심하고 효소욕이 휴관일 때 이외에는 매일 다녔습니다. 솔직히 말해서 처음에는 무엇이 무엇인지 잘 몰랐습니다. 속은 것은 아니가 하는 생각이 들었습니다. 그렇지만 저는 한 번 시작하면 계속하는 성격이기 때문에 끝까지 하기로 했습니다. 효소욕을 시작하고 반 년 정도 지났을 때는 효소욕 후의 나른함 때문에 조금 걱정했지만 점점 상태가 호전되었습니다. 처음으로 효소욕의 효과를 체험한 것은 방사선 치료 때문에 타서 까맣게 된 등 부분이 깨끗해졌을 때입니다. 그 후 나른한 느낌이 없어지면서 점점 좋아졌습니다.

효소욕을 시작한 지 1년 반이 지났지만 이제 나른함은 전혀 없습니다. 암 세포 검사를 해도 정상 수준이었습니다. 다만 식사량은 늘지 않았습니다. 보통 여성들이 먹는 정도입니다. 보통 남자들이 먹는 양은 먹지 못하지만 하루 세끼는 정확하게 먹고 있습니다. 저녁에는 술을 마실 때 죽을 먹고 있지만 역시 마음껏 마시고 싶습니다. 지금은 맥주 3병 정도만 마십니다. 그 이상 마시면 맨 처음 술을 마실 때처럼 욱하고 올라옵니다. 식도가 없기 때문입니다.

수술할 때 위를 당겨서 목 아래에 접합했거든요. 그래서 목과 위의 연결부위가 좁습니다. 그래서 2개월에 한 번은 내시경으로 풍선을 넣어서 연결부위를 넓혀줍니다. 그것만 안 하면 좋을 것 같습니다. 지금은 월, 수, 금요일에 효소욕을 하는데 딱 좋은 것 같습니다. 다른 치료는 안 하기 때문에 건강이 좋아진 것은 효소욕 때문이라고 확신합니다. 앞으로 5년은 더 하려고 합니다.

요통
사례5

기어다녔는데 효소욕 딱 한 번 하고 걸을 수 있게 되었다.

오오이 노리코(大井典子, 63세)

3년 전에 갑자기 허리가 아파서 전혀 걸을 수 없게 되었습니다. 집안에서도 기어다닐 정도여서 집안일도 전혀 할 수 없었습니다. 지금 생각해 보면 탈장 직전과 같았습니다. 전에 정형외과에서 사무를 본 적이 있어 보통 사람들보다는 제 상태에 대해 자세히 알고 있었습니다. 이것은 그다지 무서운 병이 아니기 때문에 스스로 고치려고 생각하고 마시지나 침을 맞았습니다. 저는 서양의학이나 약은 그다지 사용하고 싶지 않았습니다. 통증이 10분이나 15분 만에 없어지는 것이 오히려 이상한 일이라고 생각하기 때문입니다.

마사지를 받고 돌아가는 길에, 한 번에 바로 집에 갈 수 없어서 쉬어가기 위해 식당에 들어갔습니다. 당시는 횡단보도에서 신호를 받고 걷기 시작하면 다 건너가기도 전에 신호가 바뀔 정도로 천천히 걸을 수밖에 없었습니다. 그 식당에서 우연히 효소욕을 하고 돌아가는 사람이 있었습니다. 전혀 모르는 여성이었는데 제가 허리를 만지면서 아프다고 하니까 말을 걸어왔습니다. 그 분은 다리가 안 좋아서 효소욕을 하러 다니는 분이었는데 좋으니까 한번 해보라고 권유했습니다.

효소욕이라고 해서 목욕탕을 상상하고 갔는데 쌀겨였습니다. 그런데 상당히 뜨거워 놀랐습니다. 처음에는 15분간 들어갔다가 나오니 휘청휘청거려 쓰러지는 것이 아닌지 걱정이 되었습니다. 30분 정도 쉬고 일어나 걸어보니 신기하게 걸을 수 있었습니까. 남편이 식당으로 마중을 나오기로 했는데 효소욕은 한 번에 15분 정도 하니까 30분 후에 만나기로 했습니다. 그런데 1시간이 지나도 제가 안 나타나자 구급차로 실려간 것은 아닌지 걱정했다고 합니다. 놀라서 효소욕장에 들어가 보니 그곳에서 제가 아무렇지도 않게 걸어다니고 있어 많이 놀랐다고 합니다. 통증이 완전히 없어진 것은 아니지만 1회 체험한 것만으로 걸을 수 있게 되었으니까요. 그 이후로 마사지와 침은 낮지 않았습니다.

저는 배트민턴과 등산을 좋아해서(노리코씨는 시의 배트민턴 사회인 대회에서 3위에 입상한 적이 있는 실력파이고 등산은 페루까지 원정을 간 적이 있는 행동파입니다) 젊은 사람들과 같은 페이스로 활동을 하기 때문에 요통이 생기는 것도 무리가 아니라는 소리를 듣습니다. 요통이 생겨 움직이기 힘들어지자 두 번 다시는 할 수 없을 것이라고 생각하고 라켓과 등산화를 모두 버렸는데 효소욕을 하고는 다시 장만했습니다. 운동을 하기 전에 효소욕을 하고 운동 후에 다시 한 번 효소욕을 하면 근육의 통증을 느끼지 못합니다.

효소욕을 하면 몸속에서 원기가 솟는 것 같습니다. 몸을 움직이고 싶다는 의욕이 끓어오릅니다. 그래서 주위 사람들에게 많이 권했습니다. 제 친구 남편이 암 진단을 받았다기에 우선 효소욕부터 해보라고 권했습니다. 그 덕분에 수술을 하지 않고 나은 사람도 있습니다. 남편도 감기 걸리면 같이 데려갑니다. 감기가 오려고 할 때 효소욕을 하면 심해지지 않습니다. 그리고 전문가가 아니라 잘 알지는 못하지만 제일 권하고 싶은 사람은 우울증이나 정신장애를 가지고 있는 사람입니다. 스트레스가 쌓여 있는 사람, 은둔형 외톨이 이런 사람들이 하면 몸속에서 원기가 솟아나지 않을까 생각합니다. 효소욕을 하는 동안은 정말 마음이 편안하거든요. 기분도 상쾌해지지요. 저는 쌀의 냄새를 맡으면 안심이 됩니다. 그래서 치매에 걸리지 않는 이상 효소욕을 계속하려고 합니다.

성인천식

사례6

효소욕 덕분에 발작도 일어나지 않고 스테로이드로부터도 벗어
났다.   카시마 치카코(鹿島千嘉子, 64세)

처음 천식 발작이 일어난 것은 33세 때입니다. 그다지 증상이 심
하지 않아서 수영을 해서 좋아졌습니다. 그런데 40세에 본격적으로
발작이 일어났습니다. 저는 몇 년 전부터 전문가가 되려고 양재학원
을 다니고 있었습니다. 그 곳을 졸업하고 한 달 후쯤 본격적으로 일
을 시작하려고 하는데 갑자기 숨을 쉬기가 힘들어졌습니다. 병원에
가서 흡입을 하고 나아져서 집에 돌아오면 다시 발작이 일어나 병원
으로 돌아가기를 반복했습니다. 침도 맞아봤지만 더 심한 발작이 일
어났습니다.

한의학이 좋다고 해서 관련 책을 읽어 보니 천식은 마음의 문제이
기 때문에 마음을 안정시키면 좋다고 했습니다. 그래서 한약을 복용
하면서 마음을 다스리니 조금 안정되었습니다. 다시 발작이 일어나
면 그 약을 복용하려고 처방전을 적어 두었는데, 그 이후로 10년간
발작이 일어나지 않았습니다. 열심히 일을 해서 양재일도 궤도에 오
르고 즐거웠는데 2001년부터 다시 발작이 일어났습니다. 이번에는
일단 일어나면 멈추지 않았습니다.

그래서 온열요법이라는 것을 천식 책을 통해서 알고는 기구를 사
서 해보았습니다. 전기인두 같은 것을 기관지와 등 쪽에 대고 따뜻
하게 하는 것인데 그것을 8시간 간격으로 시행하라고 되어 있었습

니다. 그런데 그것을 이틀간 했더니 더 큰 발작이 일어나서 움직일 수 없게 되었습니다. 근처 병원에서 10일간 입원해서 독한 약을 계속 복용했습니다. 아마 그때 제 몸은 스테로이드 포화상태였지 않았나 생각합니다.

그러다가 처음으로 효소욕을 한 것은 2001년 3월 2일입니다. 양재 손님이 알려주었습니다. 그때 스테로이드 흡입은 1일 8회 사용하고 있었습니다. 스스로 생각하기에도 너무 많은 것 같아 천식상담소에 전화를 해보니 아무리 많아도 6회를 넘으면 심장이 나빠진다고 합니다. 그렇지만 기침이 너무 심해 8번으로도 모지란 상태였습니다. 그런 상태에서 효소욕을 알게 되었습니다. 솔직히 무엇을 해도 나아지지 않아 거의 포기한 상태였고 내심 효소욕도 별 도움이 안 될 것이라고 생각했지만 100회 정도 하면 반드시 체질이 개선되어 좋아질 것이라는 말을 들었습니다. 그래서 어쨌든 100번은 해보자고 생각하고 다니기 시작했습니다.

처음에는 무서워서 효소욕을 하기 전에 흡입을 했습니다. 그리고 효소욕이 끝나고 병원에 가서 링거를 맞고 돌아가기도 했습니다. 그렇게 80회를 했을 때 스테로이드계 약물 흡입은 1일 2회로 줄고 밤중에 병원으로 가야 하는 정도의 발작은 일어나지 않았습니다. 100회쯤에서 약물흡입은 하지 않게 되었고 약도 일반 건강한 사람이 사용하는 약만으로도 문제가 없었습니다. 그렇게 120회까지는 매일 효소욕을 했습니다. 그러자 발작은 전혀 일어나지 않았고 문제없이 걸을 수 있었고 잠깐씩이라면 뛸 수도 있었고 자전거도 탈 수 있었습니다. 기관지를 단련하기 위해 전에 하던 수영도 다시 시작했습니다.

효소의 효과는 여러 가지겠지만 저의 경우는 산처럼 많이 먹은 약의 독이 점점 몸에서 빠져 나간 것이 아닌가 생각합니다. 효소욕으로 스테로이드로에서 벗어난 것이 가장 큰 효과입니다. 병원에 다닐 때 의사가 '이렇게 스테로이드를 사용하면 안 되는데…' 하는 말을 들으면서 링거를 맞고 있으니 기분이 안 좋았습니다. 그리고 약을 엄청 많이 먹고 있을 때는 얼굴색이 거무칙칙했는데 효소욕을 하고는 보통 피부색으로 돌아온 느낌입니다. 모두들 공감하는 것인데 효소욕을 하면 정말로 피부가 깨끗해집니다. 4일 정도 효소욕을 쉰 적이 있었는데 발작은 문제가 없었는데 피부가 안 좋아졌습니다. 2~3회 하니까 다시 좋아졌지만요.

2장

민
고

의
지
하
자

갑상선기능항진증
사례7

급격한 체중 감소, 미열, 혈압 상승, 부정맥 이런 증상들이 사라
졌다.   히가시 쥰코(東 純子, 59세)

저는 갑자기 작년 이맘때부터 급격하게 마르기 시작했습니다. 체
중계로 잴 때마다 몸무게가 줄어들어서 53.4kg가 41.4kg까지 떨어
지자 그 다음은 체중계에 올라가는 것이 무서워서 재지 않았습니다.
하지만 저는 과식증으로 많이 먹습니다. 한 번 먹을 때면 과자건 밥
이건 닥치는 대로 먹습니다. 그런데도 배는 고프고 목은 마릅니다.
어디를 가더라도 물병을 꼭 가지고 다녔고 전철 속에서도 벌컥벌컥

마셨습니다. 아무래도 몸이 정상은 아닌 것 같았습니다. 암인지 그렇지 않으면 당뇨병인지도 의심이 되었습니다. 아니면 파킨슨 병으로 몸을 전혀 움직일 수 없는 아버지를 5년간 어머니와 간병한 그 피로가 지금 나타나는 것은 아닌지도 생각했습니다.

이렇게 몸이 변화를 겪는 사이 마음도 불안정해져 어머니에게 대들기도 했습니다. 남편이나 다른 사람에게는 그렇지 않는데 모녀지간이라 편해서 그랬는지 어머니에게는 심하게 대했습니다. 어머니가 저의 스트레스 발산 대상이 된 거죠.

그러더니 증상이 심해져 혈압도 160까지 오르고 부정맥도 생겨 심장이 튀어 나올 지경이 되었습니다. 근처 병원에서 검사를 받았습니다. 미열은 7도 정도였습니다. 심전도는 엉망진창이고 심장이 쿵쿵거렸습니다. 의사가 하는 말이 자고 있어도 100m달리기를 하고 있는 것과 같은 상태라고 했습니다. 그리고 틀림없이 갑상선에 이상이 생긴 것이라고 했습니다. 내가 마른 체구에 비해 목이 굵다고는 생각했지만 갑상선이라고는 생각지 못했습니다. 정확한 병명은 갑상선기능항진증이었습니다.

진단 후 메르카졸이라는 약을 6정씩 먹고 매일 병원에서 검사를 받았습니다. 병원에 다니기 시작한 것이 작년 10월, 효소욕을 처음 시작한 것이 올해 1월입니다. 효소욕을 다니고 있는 친척과 걷고 있었는데 그녀가 효소욕을 추천했습니다.

효소욕을 시작하고 상당히 상태가 좋아져서 6알이던 약을 4알로 줄이고 다음 달에는 더 좋아져서 3알만 먹고 지금은 한 알만 먹고 있습니다. 상태는 아주 좋아서 심장약은 1개월 정도만 먹고 끊었으며 체중도 원상태로 돌아왔습니다. 체중은 조금 넘쳐서 돌아와버렸습니다. 어머니에게 대드는 일도 없어져서 어머니가 "그때는 병이었구나"라고 말했습니다.

다음 검사에서는 "매월 검사는 하지만 약은 없습니다"나 "약은 한 알씩, 검사는 3개월에 한 번씩" 같은 말을 듣게 될 것이라고 기대하고 있습니다.

갑상선과 더불어 저는 덤벙대는 타입이라 자주 상처가 생깁니다. 더욱이 화농이 생기기 쉬운 체질이라 상처가 짓무르지 않으면 낫지 않습니다. 그런데 이전에 화상을 입을 때도 상관없이 효소욕을 하니 경과도 좋고 농도 없이 깨끗하게 원래대로 되었습니다. 모두 "그 상태로 효소욕을 한 거야" 하며 놀랐지만 상처가 쓰리지는 않았습니다. 역시 면역력이 높아진 것 때문이겠지요.

사람도 어떤 의미에서는 기계이기 때문에 60년 정도 사용하면 어딘가 문제가 생깁니다. 그것을 잘 찾아서 고쳐줘야 합니다. 저는 효소욕으로 그 문제를 고칠 수 있었습니다.

Tip **갑상선(甲狀腺)**

후두(喉頭)의 앞쪽 아랫부분에 있는 내분비선. 신체의 발육 및 신진대사에 관계하는 호르몬인 티록신을 분비한다.

갑상선기능항진증(甲狀腺機能亢進症)

혈액 속에 갑상선 호르몬이 과도하게 생기는 병. 신진대사가 과도

하게 활발해져 갑상선이 커지며 눈이 튀어나오고, 심장이 빨리 뛰며 손끝이 떨리고 땀을 많이 흘리며, 음식을 많이 먹는데도 체중이 줄어드는 따위의 증상을 보인다.

유방암, 당뇨병
사례8

당뇨병으로 0.5까지 떨어진 시력이 1.0으로 회복되었다.

미즈노 쿠니코(水野邦子, 75세)

저는 병이 너무 많아서 무엇부터 이야기해야 될지 모르겠네요. 대체로 허약하고 잘 먹지 못해서 항상 안색이 안 좋습니다. 그렇지만 일은 제대로 했습니다. 전화교환원으로 시청에서 43년간, 60세 정년이 될 때까지 근무했습니다. 일단 처음 병원을 찾은 것은 자궁근종 때문입니다. 야구공만한 근종이 3개나 있었는데 3일만 늦었으면 죽었을 것이라고 했습니다. 의사가 "당신 지금까지 무엇을 한 것입니까"라고 해서 "일하고 있었습니다"라고 대답했더니 "역시 모르는 사람은 무서워요"라고 하더군요. 그리고 유방암에 걸리기 쉽기 때문에 조심하라는 이야기를 들었는데 결국은 유방암에 걸렸습니다.

그 다음이 당뇨병입니다. 직장에서 받는 의료검진을 통해 알게 되었습니다. 직업이 직업이라 한 시간 일하고 한 시간 쉽니다. 그 휴식시간에는 전화로 말을 많이 해서 목이 마르기 때문에 차를 마시고 배가 고프기 때문에 단 것을 많이 먹었습니다. 그렇지만 식사도 맛

있었고 친구들과 대화하는 것도 즐거웠기 때문에 그것 때문에 병에 걸릴 거라고는 생각도 못 했습니다.

게다가 이 당뇨가 원인이 되어 신장암까지 생겼습니다. 결국 신장 하나를 제거해야 했습니다. 신장은 하나를 제거해도 살아갈 수 있지만 하나밖에 남지 않았으니 소중하게 간직하라고 의사 선생님이 당부하더군요. 신장 수술 후 16년이 지난 지금 재발은 아니지만 요산이 나오고 있어 지금도 약을 먹고 있습니다.

못 믿겠지만 저는 자궁근종 수술 후 28년간, 매년 1회씩 유방암 검사를 받고 있습니다. 그러던 중 어딘가 이상하게 가슴이 부었습니다. 아니나 다를까 암이 발견되었습니다. 2cm 정도로 작은 것이었지만 가족들과 상의해서 수술로 제거했습니다. 수술 후 4회 항암제 치료를 받았습니다. 다른 부작용은 없었지만 백혈구 수치가 줄어 감기만 걸려도 큰일이 난다고 해서 개인병실에 3개월 반 입원한 적이 있습니다. 유방암 수술 후의 재활은 힘들었습니다. 겨드랑이 아래의 림프절도 제거했기 때문에 팔이 올라가지 않습니다.

아파서 움직이지 않고 있으면 몸이 굳어져서 정말 움직일 수 없게 됩니다. 팔에 햇볕이 닿으면 붓기 때문에 2년간은 여름에도 긴 팔만 입었습니다. 이러는 중에도 소장과 대장 사이에서 폴립(용종)이 발견되었습니다. 내시경으로 처리할 수 없다고 해서 맹장수술을 한 곳을 다시 한 번 절개해서 제거했습니다.

이렇게 온몸에서 비명을 질러대고 있을 때 효소욕을 알게 되었습니다. 지금 효소욕을 한 지 1년 반 정도 되었습니다. 처음에는 알몸으로 한다고 해서 망설였는데 괜찮다고 해서 가보니 별 문제는 없었습니다. 효소욕에서는 당뇨병이더라도 식사를 확실히 하도록 권합니다. 합병증이 생겼을 때 체력이 없으면 곤란하기 때문이라고 하더군요. 지금 다니고 있는 당뇨전문의도 식사에 대해서는 그렇게 제한을 하지 않습니다. 그래서 효소욕이 틀리지 않다고 생각했습니다. 그리고 원래 1.2인 시력이 당뇨로 0.5까지 떨어졌는데 그것이 반 년 전에 1.0으로 돌아왔습니다. 이것은 효소욕의 효과라고 생각합니다. 그것 외에는 생각할 수 없습니다.

　지금은 1일 2회, 9시에 하고 다시 9시 45분에 합니다. "미즈노 씨는 효소욕이 잘 맞습니다"라는 소리를 자주 듣습니다만 잘 안 맞는 사람도 있을까요?

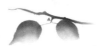

Tip　근종(根腫)

만지면 단단한 뿌리 같은 것이 느껴지는 종기

폴립 polyp

세포 표면에서 가는 줄기로 늘어져 있는 원형, 타원형의 종기를 통틀어 이르는 말. 코·위·자궁·방광 따위에 일어나며 염증성과 종양성이 있다. 악성 종양으로 진행되는 경우도 있다.

사례9
췌염, 담석, 대상포진

바로 입원하라고 하는 것을 거부하고 효소욕장으로 직행해서 고
쳤다.　　　　　　　　　　　　　카마누마 하츠에(蒲沼初江, 69세)

효소욕은 4년 전에 친구 소개로 같이 간 것이 처음하게 된 계기입
니다. 친구는 암 수술 후 퇴원했을 때 바로 만나보니 내일을 기약할
수 없을 것 같은 생각이 들 정도로 약해보였습니다. 그런데 4개월
후에 만나보니 몰라볼 정도로 건강해져 있었습니다. 어떻게 그렇게
건강해졌냐고 물어보니 효소욕을 하고 있다고 했습니다. 그 말을 듣
고 다음 날 같이 갔습니다.

저는 췌염과 담석으로 고생하고 있었습니다. 기름기 있는 음식은
먹지 못합니다. 먹었다가는 5시간 후에 구급차가 출동하게 됩니다.
발작이 일어나면 100군데 이상 뜸을 떠서 일시적으로 진정시킵니다.

효소욕을 세 번째 했을 때 명현반응(낫기 전에 일시적으로 증상이 강
하게 나오는 것)이 나타났습니다. 구토와 설사, 몸에서 불이 나는 듯
한 고열로 정말 괴로웠습니다. 모르는 사람이라면 효소욕 때문에 나
빠졌다고 생각하겠지만 저는 나아가는 과정이라고 믿었습니다. 한
시간 후 괴로움은 사라지고 그 이후로는 췌염과 담석의 통증이 사라
졌습니다. 몸부림칠 정도로 괴로웠던 병이 나은 것입니다.

췌염, 담석 이외에도 땀띠가 없어졌습니다. 땀띠라고 하니까 웃을
지 모르지만 저의 경우는 굉장히 심했습니다. 체질적으로 여름에는
아주 죽을 지경입니다. 언제나 남편이 약을 발라주는데 "이번 여름

173

에는 발라달라고 안 하네"라고 해서 알게 되었습니다. 아픈 것은 잘 알지만 낫는 것은 의외로 잘 알아차리지 못하는 경우가 있습니다. 무좀도 없어지고 땀띠도 나아서 피부가 건강해졌습니다.

그리고 올해 5월에 캐나다에 일주일간 여행을 갔습니다. 비행기를 14번이나 타고 시차가 6번이나 바뀌는 힘든 일정이었습니다. 마지막으로 밴쿠버 공항에 도착하니 한쪽 귀가 전혀 들리지 않았습니다. 돌아와서 고쳤습니다만 컨디션이 무너져서 일주일간 집에서 꼼짝을 못했습니다. 그랬더니 잊어지지도 않는 5월 24일, 아침에 눈을 뜨니 눈이 부어서 처지고 입도 반쯤 처져 있었습니다. 입 안은 마비되어 마치 다른 사람의 입만 같았습니다. 근처 병원에서 여러 가지로 검사를 해보았지만 알 수 없었습니다. 그곳에서는 알 수 없다고 해서 큰 병원에 소개장을 써주어서 가보니 큰 병원에서는 바로 입원하라고 합니다. 대상포진의 바이러스가 귀로 들어온 것 같다는 것입니다. 저는 "입원은 안 합니다. 효소욕으로 고치겠습니다"라고 하고는 병원에서 효소욕장으로 직행했습니다. 그렇지만 아무리 효소욕이라고 해도 바로 낫는 것은 아니기 때문에 일주일은 병원에 다니면서 여러 가지 검사를 하고 약도 먹었습니다.

얼굴의 표면적인 증상은 일주일 만에 없어졌습니다. 다만 신경증상은 잘 없어지지 않는다고 하는군요. 7월이 되어서 얼굴에 5cm 정도 폭으로 대상에 빨간 습진이 생겼습니다. 확실히 대상포진입니다. 그것도 바로 없어졌습니다.

건강하지 못하면 여행도 할 수 없습니다. 따라서 건강에 가장 많이 투자하고 있습니다. 효소의 힘은 대단합니다. 효소욕은 최고라고 큰소리로 외치고 싶지만 믿고 안 믿고는 본인이 선택할 문제입니다. 저는 완전히 신뢰하고 있기 때문에 어딘가 약간이라도 아픈 곳이나 불편한 곳이 있으면 바로 갑니다. 스트레스 해소도 되고 반드시 좋아지기 때문입니다.

Tip   췌장염(膵臟炎)

췌장에 생기는 염증. 췌장 괴사와 출혈이 따르며 몹시 배가 아프다. 담석증, 알코올 과다 복용 등이 원인이다.

담석(膽石)

쓸개관이나 쓸개주머니에 생기는, 돌처럼 단단한 물질. 사람뿐 아니라 소나 양에게서도 볼 수 있다.

대장폴립, 돌발성 요통
사례10

다섯 개이던 대장폴립이 1년 만에 사라졌다. 10분도 앉아 있지 못하든 돌발성 요통이 치료되었다.

나스 히로히코(那須裕彦, 64세) · 히로코(宙子, 61세)

남편   계기는 집사람이 발가락을 골절한 것입니다.

아내   4년 전 11월입니다. 골절된 발가락을 처치하고 나니 이번에는 돌발성 요통에 걸렸습니다.

남편 접골원에 갔는데 잘 낫지 않았습니다. 효소욕을 다니고 있는 친구가 좋으니까 다녀보라는데 움직일 수가 없었습니다. 화장실도 기어서 가는 정도였으니까요.

아내 남편이 저를 효소욕 하는 곳에 바래다주자 그곳에서 일하는 사람이 일부러 여기까지 왔는데 같이 하는 것이 어떻겠냐고 권유했습니다. 듣고 보니 맞는 말 같아 두 사람이 같이 다니게 되었습니다. 나중에는 남편이 효소욕을 더 마음에 들어합니다. 저는 남편 사무실에서 사무를 보기 때문에 앉아서 하는 일이 많습니다. 그런데 허리가 아파서 10분도 앉아 있지 못했습니다. 반은 자리보전하고 누운 것과 같은 상태였죠. 그것이 효소욕을 한 달 한 후부터는 앉아는 있을 수 있었습니다. 12월은 바빠서 조금 아파도 견디지 않으면 안 되기도 했지만요.

남편 그럴 때 회사의 전무가 갑자기 사망하게 되면서 그 사람이 맡았던 일을 전부 제가 해야만 했습니다. 그 일이 피로와 스트레스를 주었다고 생각됩니다만 매년 받고 있는 건강검진에서 대장폴립이 5개 발견되었습니다. 다만 악성인지 어떤지 알 수 없어 상태를 지켜보자고 하더군요.

아내 효소욕을 한 지 2~3개월이 되던 때였습니다.

남편 그래서 효소욕 전문가에게 상담을 하니 효소욕으로 해결할 수 있다면서 1년이 지나서 낫지 않으면 수술로 제거하기로 이야기를 정리했습니다. 석 달 후, 반 년 후에 각각 검사를 해보니 폴립이 작아져 있었습니다. 그리고 1년 후에는 깨끗이 없어졌습니다. 그림자도 남지 않았습니다. 효소욕 덕분인지는 알 수 없지만 그런 경험이 있어 계속 다니고 있습니다. 당신의 코도 좋아졌지요. 결혼하고 계속 안 좋았는데.

아내 　네. 비염처럼 코가 막혀서 고생했는데요.

남편 　냉장고에 썩은 것이 들어가 있어도 몰랐어요.

아내 　전에는 감기에 걸리기 쉬워서 감기에 걸리면 코가 막히는데 그것이 효소욕을 하면 자연스럽게 뚫립니다.

남편 　효소욕을 하고는 감기를 잊고 삽니다.

아내 　45세부터 있던 좌골신경통도 없어졌습니다. 아침에 일어나서 1시간 정도는 엉덩이 뒤쪽이 당기는 느낌으로 움직일 수 없었는데 그것도 나았습니다.

남편 　로타리 클럽에서 활동하고 있는데 그곳에는 의사들도 많이 있습니다. 그 분들도 효소는 좋다고 합니다.

아내 　역시 면역력이 향상되는 것이 아니겠습니까? 면역력은 나이가 들면 떨어지니까요. 땀을 흘리는 것도 좋을지 모릅니다.

남편 　자세하게 무엇이 어떻게 좋아지는지는 잘 모르겠지만 효소욕을 하고 가장 좋은 것은 몸과 마음이 안정된다는 것입니다.

아내 　효소욕을 하고 있기 때문에 문제없을 것이라는 안심감이죠. 그래서 그만두지 못해요.

남편 　허리가 낫고 폴립이 사라지는 결과를 직접 겪었으니까요.

원인불명의 습진

> 약을 다 배출할 때까지는 힘들었지만 습진은 전혀 생기기 않는다.

모리 이쿠코(毛利郁子, 39세)

효소욕을 시작한 것은 재작년 가을부터입니다. 벌써 1년 반이 되었습니다. 계기는 지금부터 3년 전 얼굴에 습진이 생겨서입니다. 저는 아토피나 알레르기성 체질은 아닙니다. 그런데 얼굴에 아토피처럼 붉은 습진이 생겼습니다. 외부에서 사람을 만나는 일을 하고 있었기 때문에 피부과에 갔습니다. 의사 선생님은 체질문제라고 하더군요. 나이가 들면서 면역력이 떨어져 원래 있던 안 좋은 것이 나타난 것이라고요. 체질을 개선하는 주사를 15회 맞으면 낫는다고 해서 매주 1회씩 근육주사를 맞았습니다. 그런데 15회를 맞아도 낫지 않아 결국은 반 년간 계속 되었습니다. 주사뿐만 아니라 바르는 약과 먹는 약도 사용했습니다. 반 년 동안 계속해도 낫지 않아 약간 무서워져서 그 병원에 가는 것은 그만두었습니다.

처방 받은 연고로 1개월 정도는 견디었지만 역시 증상이 낫지 않아 다른 병원에 갔습니다. 이번에는 원인이 스트레스라고 하면서 스테로이드가 아닌 연고와 비타민C 등 여러 가지를 처방받았습니다. 그래서 다시 3~4개월 그 병원을 다녔습니다. 그럴 때 어떤 분이 얼굴만이라면 화장품이나 음식물에 원인이 있을지도 모른다고 해서 알레르기과에서 패치테스트를 받았습니다. 아무 반응도 없었지만 습진은 계속되어 몸에 흡수되지 않는 가장 약한 스테로이드제 연고를 처방받았습니다. 바르면 습진이 없어져서 그 연고를 1통 다 사용했습니다.

그런데 그때 건강이나 피부에 대해서는 아주 잘 아는 친척에게 언제까지나 그런 약을 사용하면 나중에는 약에 길들여져 약 없이는 낫지 않는 체질로 변하고 만다고 야단을 맞았습니다. 확실히 습진의 발생 간격이 짧아진 느낌이 들어 어느 순간 스테로이드제의 사용을 중단했습니다. 스테로이드는 갑자기 사용을 중단하면 안 된다는 것을 몰랐습니다. 그랬더니 야단났습니다. 얼굴은 빨갛게 부어오르고 목까지 습진이 생겼습니다. 어떻게 하면 좋을지 몰라 그 분에게 상담을 하니 효소욕을 권했습니다. 무엇을 믿어야 될지 모르겠고 지푸라기라도 잡는 심정이었습니다. 효소욕장의 직원들도 놀랄 정도로 심했지만 모두들 "괜찮아요. 나을 겁니다"라고 격려해 줘 효소욕을 시작했습니다.

저는 외부로 다니는 직업이라 수분을 잘 섭취하지 않습니다. 그 때문인지 효소욕을 해도 다른 사람처럼 땀이 나지 않았습니다. 세 번째쯤에서 약간 상기된 느낌을 받았습니다. 그때는 일을 하고 있어 주에 2회 정도밖에 하지 못해서 하루에 두 번씩 했습니다. 빨리 낫고 싶은 마음뿐이었습니다. 1월 초에 시작했는데 어떻게든 1년 안에 진정되기를 기대했습니다. 시작하고 한 달반 정도는 아침에 일어나면 눈을 뜰 수 없을 정도로 얼굴이 붓거나 어릴 때 자주 앓은 외이도염 같이 귀가 아파오고 여기저기 안 좋은 것이 모두 나타나서 아주 힘들었습니다.

어느 정도 진정되는가 했더니 이번에는 무릎 아래쪽으로 습진이 생겼습니다. 결국은 몸에서 약기운이 모두 빠져나갈 때까지 4개월 정도 걸렸습니다. 6개월이 지나자 신기할 정도로 습진이 모두 사라졌습니다. 이제 효소욕을 더 하지 않아도 되지만 하고 나면 기분이 좋고 감기도 걸리지 않아 계속하고 있습니다.

사례12 갱년기장애와 남편의 대장암, 손자의 아토피

어차피 하는 것이라면 효과에 대해 절대적인 믿음을 가지고 하는 것이 좋다.

카사이 후미코(笠井文子, 60세)

저는 어디 몸이 아파서라기보다는 친구가 '이런 곳이 생겼는데 같이 가보자'고 해서 처음에는 약간의 호기심으로 다니게 되었습니다. 효소욕을 하기 전에 설명을 들어 보니 나쁜 것 같지는 않고 그때 나타나던 가벼운 갱년기장애와 홍조, 불면증과 가슴이 두근거리는 증세가 나아질 것 같아 시작했습니다. 그리고 남편이 대장암이라 제가 해보고 좋으면 남편도 시켜보려고 생각했습니다.

처음에 들어갔을 때는 열기에 놀랐습니다. 처음이라 10분 정도 할 계획이었는데 끝까지 누워 있지 못하고 5분 만에 일어나서 앉았습니다. 쌀겨로 귀를 막았는데 그 때문에 심장박동이 쿵쿵 울리고 심장이 튀어나올 것 같았습니다. 샤워를 하러 가는데 엄청난 땀이 계속 흘렀습니다. 원래 땀을 많이 흘리는 체질이기는 하지만 5분밖에 안 했는데 놀라운 일입니다. 그렇지만 기분은 상당히 상쾌해서 3번 정도는 더 해보기로 했습니다.

제가 다니기 시작하고 6개월쯤 후부터 남편과 손녀도 다니게 되었습니다. 남편은 직장 때문에 1주일에 하루 정도밖에 못했지만 쉬는 날은 꼭 같이 다닙니다. 남편은 저처럼 뜨겁다고는 하지 않습니다. 역시 몸이 많이 차가워서 그렇겠지요. 저도 몸 상태가 안 좋을 때는 그다지 뜨거운 줄 모르겠고 땀도 나지 않습니다. 그럴 때는 30분 정도 쉬었다가 다시 들어갑니다. 두 번째 하면 뜨거운 감각이 살아납니다. 그래서 상태가 안 좋을 때는 가능하면 자주 하려고 합니다.

손녀는 지금 초등학교 2학년인데 아토피를 앓고 있습니다. 그렇게 심하지는 않지만 병원에서 스테로이드처방을 받아서 사용하고 있습니다. 그것이 싫어서 효소욕을 합니다. 재미있는 것은 손녀가 효소욕을 하고 난 후, 하기 전과 차이가 분명히 나타나는 것입니다. 하기 전에는 피부색이 검은 색을 띠다가 효소욕을 하고 나오면 놀랄 정도로 흰 피부로 변합니다. 1년도 되지 않아서 아토피는 깨끗해졌습니다. 손녀는 이제 병원에는 전혀 안 다닙니다. 아토피뿐만 아니라 감기나 다른 증세가 나타나면 바로 효소욕을 하기 때문에 병원에 갈 일이 없습니다. 감기 증상일 때 효소욕 효과를 가장 잘 알 수 있습니다. 코가 뻥 뚫리거든요. 그래서 우리집은 식구 모두 애용하고 있습니다. 손녀의 친구도 해보고 싶다고 해서 같이 하고 있습니다.

저는 갱년기증상 중 불면증이 없어졌습니다. 너무 잘 자서 곤란할 정도입니다.

효소욕을 할 것 같으면 의심을 버리고 믿음을 가지고 하는 것이 좋습니다. 한 번은 입안에 염증이 생긴 적이 있는데 직원이 뜨거운 쌀겨를 입에 머금고 있어보라고 해서 그렇게 했더니 하루 만에 나았습니다. 친구는 "효소님 고맙습니다. 오늘도 건강하게 만들어주세요"라고 기원하면서 효소욕을 한다고 합니다.

추간판 헤르니아

사례13

돌발성 요통과는 비교가 안 되는 통증. 재발의 불안감에서 벗어나기 위해 효소욕을 시작했다.　　　　야마시타 히로에(山下廣惠, 62세)

10년 전에 추간판 헤르니아에 걸렸습니다. 추운 겨울 날 아침, 쓰레기를 버리려고 가벼운 박스를 들고 벽돌담과 차 사이의 좁은 길을 빠져나가다 삐끗한 것이 시작이었습니다. 허리가 조금 이상했지만 아프지는 않아서 그냥 외출했습니다. 돌아와서 널어놓은 이불을 걷으려고 하는데 이불이 무겁게 느껴졌습니다. 약간 피곤해서 그런가 하고 낮잠을 잤는데 깨어나니 몸을 움직일 수가 없었습니다. 구급차에 실려갔는데 병원에서는 머리 쪽에 문제가 있다고 생각했는지 발바닥을 건드리면서 어떠냐고 물었습니다. 이때 아무 느낌이 없으면 뇌에 무슨 문제가 생긴 것이라고 합니다.

그런데 저는 참을 수 없을 정도로 아팠습니다. 그래서 정형외과로 가서 엑스선을 찍어보니 추간판 헤르니아였습니다. 정형외과에 입원실이 다 차서 집으로 왔지만 너무 아팠습니다. 어디를 건드려도 비정상적이라고 할 만큼 너무 아파서 MRI를 찍고 입원을 했습니다. 수술은 하지 않고 4주간 누워만 있으면서 치료를 받았습니다.

일단 나았다고 퇴원을 했지만 어쩐지 마음이 놓이지 않았습니다. 그러고 있는데 이번에는 돌발성 요통에 걸렸습니다. 취미생활로 원예를 하는데 화분을 움직이려고 하다가 삐끗한 거죠. 저는 추간판 헤르니아와 돌발성 요통에 모두 걸려 보았지만 전혀 다릅니다. 추간판헤르니아의 통증은 돌발성 요통과는 비교가 안 됩니다. 그래서 돌발성요통에 걸리고 나서 추간판헤르니아가 생각나서 다시 재발하는 것은 아닌지 불안해졌습니다. 그럴 때 친구가 효소욕이 좋을지 모르니까 한 번 해보라고 권해서 효소욕을 시작했습니다. 추간판 헤르니아에 걸리고 몇 년 지난 때부터 시작했으니까 벌써 4~5년 효소욕을 하고 있습니다.

최근 가벼운 녹내장에 걸려서 잘 안 보입니다. 직원이 제가 허리와 눈이 안 좋은 것을 알고 있기 때문에 상체를 세우고 허리 부분에 뜨거운 쌀겨를 덮어주거나 눈에도 뜨거운 쌀겨로 바꾸어주면서 잘 돌봐주고 있습니다. 덕분에 허리상태도 좋고 눈도 많이 좋아졌습니다.

몸의 상태가 안 좋을 때 효소욕을 하고 오면 잠이 옵니다. 그러면 한숨 자고 나서도 밤에도 잘 잡니다. 몸 상태가 좋을 때는 효소욕을 하고 오면 놀랄 정도로 몸이 잘 움직입니다.

무거운 물건은 들지 않는 등 기본적인 사항은 지키고 있고 허리 상태도 좋아 이제 아무 불안도 없습니다. 효소욕은 평생 계속할 겁니다.

교통사고 후유증
사례14

사고 전후의 기억은 돌아오지 않고 있지만 두뇌 회전은 효소욕 덕분에 돌아왔다.　　　　　　　　오오지마 유우코(大島侑子, 42세)

3년 전에 교통사고를 당해서 죽을 뻔했습니다. 제가 운전한 차는 크게 망가져 폐차해야 했습니다. 그 사고로 머리를 다쳐 뇌내출혈을 일으켜 사고 후 일주일간 의식불명이었습니다. 기억에도 문제가 생겨 사고 전 1개월에서 사고 후 3개월간의 기억이 지금도 안 납니다. 사고 당시의 기억도 없습니다. 사고가 나기 전 여름방학 때 지방으로 가족여행을 했는데 전혀 기억에 없습니다. 병원에서는 잃어버린 기억은 다시는 돌아오지 않을 것이라고 합니다.

그렇게 심각한 상황이었지만 입원은 2주일간뿐이었습니다. 제가 집에 가고 싶다고 소란을 피웠다고 합니다. 머리가 약간 이상해져 있어서 그랬을 것입니다. 집에 돌아와서부터가 문제였습니다. 감정 조절이 되지 않는 흥분상태로 지내니 아이들도 제가 걱정되어 학교에서도 울기만 했다고 합니다. 또한 남편이 집에 돌아왔을 때 남편에게 "오늘 빨래했어요"라고 해서 남편이 세탁기를 열어 보니 빨래가 그대로 있기도 했습니다. 그런 상태가 계속되었습니다.

그러다 효소욕을 알게 되었고 혹시나 하는 마음에 시험 삼아 시작하게 되었습니다. 그때는 머리, 목, 허리, 다리 등 여기저기 안 아픈 곳이 없었습니다. 건망증이 심해서 무슨 말을 했는지 금방 잊어버리고 의식도 완전하지 않았다고 생각됩니다. 그런데 효소욕을 시작한 것은 확실히 기억하고 있습니다.

시작하고 반년 정도에 타박상의 통증은 사라졌습니다. 일주일에 1회 정도 간격으로 효소욕을 했는데 하고 나면 편해집니다. 그렇지만 일주일 정도가 지나면 다시 아프고 또 효소욕을 하고 그러면 편해지고 하는 상태가 반복되면서 점점 통증이 사라지는 느낌이었습니다.

그리고 어느 순간 머리 회전이 좋아진 것을 느꼈습니다. 이것이 효소 덕분인지는 확실하지 않지만 역시 순환이 좋아졌기 때문이라고 생각합니다. 건망증이 없어진 것입니다. 그 전에는 집에 혼자 있으면서 가족 이외에는 만날 일도 이야기할 일도 없었습니다. 머리를 쓸 일이 전혀 없었습니다. 그랬는데 효소욕을 하면서 다른 사람들과 대화할 시간이 늘어난 점은 효소욕 덕분이라고 생각합니다.

저는 원래 꽃가루알레르기와 냉증이 심했습니다. 작년 봄 꽃가루가 심하게 날릴 때 일주일에 3, 4회 효소욕을 했습니다. 그랬더니 꽃가루는 작년보다 몇 배나 늘었다는데 올해는 전혀 증상이 나타나지 않았습니다. 냉증에도 효과가 있었습니다. 사우나나 목욕은 몸이 따뜻해져도 한 시간이 고작이지만 효소욕을 하고 나면 2, 3일은 훈훈합니다. 정신적으로도 안정감을 느낄 수 있어 특히 여성들에게는 좋다고 생각합니다.

지금은 다시 직장에 다니느라 시간적인 여유가 없어 더 하고 싶지만 주에 2번 하는 것이 벅찹니다. 하지만 몸을 생각해서 빠뜨리지 않고 하고 있습니다. 효소욕을 알게 되어 정말로 다행입니다.

불임증
사례15

아무리 치료를 받아도 생기지 않더니 효소욕을 시작하고는 바로 임신했다.

아이카와 미키(相川美紀, 34세)

효소욕을 알게 된 것은 결혼 7년째, 아이가 생기지 않아서 포기하려고 할 때입니다. 그 전에 3년간 병원을 몇 군데나 다니면서 여러 가지 불임치료를 받았지만 아이는 생기지 않았습니다. 의사가 수정은 되는데 착상이 잘 안 되는 자궁이라고 했습니다. 이것저것 해보아도 되지 않고 치료 받는 것도 힘들고 점점 자포자기하는 심정이 되어 불임치료를 그만두었습니다. 그럴 때 어머니가 효소욕을 권했습니다. 그래서 2003년 1월부터 시작했습니다. 직원들이 아직은 단념하기에는 빠르니까 노력해 보자고 했지만 사실 3년간 병원을 다녀도 안 되던 것이 효소욕으로 되리라고는 생각하지 않았습니다. 약간의 기대는 있었지만 그것보다 효소욕을 해서 상쾌한 기분이 되면 좋겠다고 생각하고 시작했습니다.

한 번 하니 정말 좋아서 어머니와 매일처럼 다녔습니다. 처음에는

하고 나면 지쳤지만 땀을 많이 흘리니 기분이 상쾌해졌습니다. 그때
는 직장에 다니던 터라 퇴근 길에 효소욕장에 들렀습니다. 그리고
곧 어머니보다 제가 오히려 더 자주 다녔습니다.

지금도 기억하고 있는데 1월 10일에서 15일까지가 배란일이었습
니다. 효소욕을 시작한 것은 2주가 채 안 될 때입니다. 그런데 그때
임신이 되었습니다. 거짓말 같은 일입니다. 1월말에 생리가 없었어
도 그냥 늦는 것일 뿐이라고 생각했는데 생리가 너무 늦어져 혹시나
하는 생각이 들었습니다. 그래서 시판하는 임신진단기로 검사해 보
니 임신반응이 나왔습니다. 놀랐다기보다는 전율을 느꼈습니다. 급
하게 병원에 가서 진찰을 받아보니 임신이었습니다. 남편도 좋아했
지만 놀라움이 더 컸습니다. 부모님들도 마찬가지입니다. 효소욕장
의 식구들에게 전하니 모두 환성을 올렸습니다. 약간 감동적인 순간
이기도 했습니다.

그리고 임신 10개월까지 효소욕을 했습니다. 아무 문제없이 순조
로웠습니다. 입덧도 없었습니다. 출산도 편하게 해서 여자아이가 태
어났습니다.

애기가 생기지 않는 모든 사람이 효소욕으로 임신이 가능하다고 생
각하지 않지만 저의 경우는 다른 요소가 전혀 없었기 때문에 효소욕
의 도움을 받았다고 생각합니다. 우연찮게 효소욕이 저하고 아주 잘
맞아서 그랬을지도 모르고 정신적인 것도 있을지 모릅니다. 조급한
심정이 아니라 편안하게 아무 기대도 없이 그냥 몸이 건강해지는 느
낌이 들어서 다녔을 뿐이니까요. 따라서 어떤 압박감도 없었습니다.

저는 혈압이 낮고 냉증이 있는데 그것이 효소욕으로 체온이 올라

가서 호르몬의 균형이 좋아진 것 같습니다. 둘째도 가지고 싶지만 지금은 육아가 힘들어서 효소욕장에 갈 시간도 잘 나지 않습니다. 지금은 한 달에 두 번 정도밖에 못하고 있지만 병원에서도 해결할 수 없었던 것이 이루어졌기 때문에 그것만으로도 행복합니다.

냉증
사례16

옛날 습관으로 양말을 신고 자기도 하지만 요즘은 자다가도 벗어 버린다

와타나베 히로코(渡邊廣子, 49세)

효소욕을 이용하는 사람 중에는 중증인 분들도 많아 냉증은 병도 아닌 것처럼 보일지 모르지만 본인에게는 상당히 힘든 일입니다. 발이 시려서 밤에 잠을 잘 수가 없고 몸은 부어오르고 늘 피곤하고 갑자기 배가 아프기도 합니다. 병은 없는데 여러 가지 통증을 느끼는 것이죠. 자각하지는 못했지만 갱년기장애도 있었던 것 같습니다. 전에 정체를 받으러 다닐 때 냉증은 어린 시절부터 있던 것으로 지금 나타나는 증상은 전부 냉증이 원인이라고 했습니다. 저는 현대의학을 좋아하지 않아서 가능하면 자연적으로 치료하기를 원해서 효소욕을 처음 했을 때 이것이야말로 내가 찾고 있던 것이라는 직감이 들었습니다. 그래서 점장에게 부탁해서 첫날부터 두 번 효소욕을 했습니다. 처음 온 사람이 하루에 두 번을 하는 것은 드문 일이라고 합니다.

땀을 흘리는 체질이 되고 싶었습니다. 땀을 흘리면 몸속에 있는 독소가 배출되는 듯한 느낌이 들지 않습니까. 그때까지 그다지 땀을 흘린 적이 없고 처음 효소욕을 할 때도 별로 뜨거운 줄 몰랐습니다.

처음에 100회 정도 하면 여러 가지 효과가 나타난다고 해서 그만큼은 해야겠다고 생각했습니다. 확실히 그 정도부터 증상은 개선되었지만 진짜로 체질이 바뀌었다고 느낀 것은 역시 1년 이상 한 후입니다. 이제 밤에는 정말 잘 자고 아침에 상쾌하게 눈을 뜨고 소변도 확실히 나오고 무엇보다도 몸이 잘 움직입니다. 몸의 상태가 좋으면 사고도 긍정적이 됩니다. 예를 들어 가능하면 스트레칭을 하려고 마음을 먹고 있지만 몸 상태가 안 좋으면 아무것도 하고 싶지 않습니다. 스트레칭을 할 시간에 눕고 싶어집니다. 무리하게 스트레칭을 해도 몸이 움직이지 않습니다. 그런데 몸 상태가 좋으면 스트레칭도 즐겁고 내일도 하고 싶은 생각이 납니다. 따라서 점점 긍정적으로 변합니다. 추운 밤에는 옛날 습관으로 양말을 신고 자는 경우가 있지만 최근에는 자다가 다 벗어버립니다. 올해 겨울에는 발이 시려서 잠들지 못한 일은 없었습니다.

저희 집은 자영업으로 저도 일을 같이 일을 하고 있지만 저는 일보다 효소욕을 가장 우선순위에 두고 있습니다. 남편과 애들도 같이 효소욕에 데리고 가서 효소욕이 어떤 곳인지 알고 있고 가족들도 약간 컨디션이 안 좋으면 효소욕을 하러 가자고 말합니다. 다만 저와는 우선순위가 다릅니다. 저희 집에서는 제가 효소욕에 간다고 하면 모두들 '예, 어서 다녀오세요'라고 합니다. 입원해서 큰돈을 쓰는 것보다는 효소욕을 하고 건강해지는 것이 가족들에게도 좋은 일이니까요. 정말로 집에도 효소욕을 하나 만들고 싶습니다.

일 때문에 저녁에만 할 수 있고 다음 날은 아침밖에 할 수 없는 경우가 있습니다. 그런 때는 왠지 전 날부터 효소욕을 하고 있는 느낌이 들 정도여서 어째서 효소욕이 이렇게 좋아졌는지 저도 잘 모르겠습니다만 좋아하는 데 이유는 필요 없지 않습니까.

Tip　정체(整體)

지압이나 안마 따위로 등뼈를 바르게 하거나 몸의 상태를 좋게 하는 것을 말한다.

사례17　**교원병(膠原病)**

현대 의학으로 나을 수 없다고 해도 포기하면 안 된다. 반드시 방법은 있다.　　　　　　　　하라다 케이코(原田桂子, 53세)

어느 날 갑자기 발바닥이 아파왔습니다. 그것이 시작입니다. 처음에는 단순히 신발이 안 맞거나 너무 많이 걸어서 그런가 생각했습니다. 그런데 손목 관절도 부어올랐습니다. 아프지는 않았습니다. 다음에 양 발목의 관절도 부어올랐습니다. 발은 통증 때문에 걸을 수 없을 정도입니다. 겁이 나 정형외과에 가서 혈액검사를 했는데 병명이 나오지 않았습니다.

마사지도 받아 보았는데 마사지를 할 때는 부종이 줄어들지만 다음날이 되면 다시 부어오릅니다. 이러는 사이에 상반신에 습진까지 생겼습니다. 가슴에서 등, 얼굴, 머릿속까지 가려워서 참을 수가 없었습니다. 직장을 그만두고 동경의 대학병원에 15일간 입원해서 철저하게 검사를 받았습니다. 그 결과 교원병으로 인한 다발성관절염으로 판명되었습니다. 그러나 교원병 중 어떤 병인지 알 수 없고 원인도 밝혀지지 않았습니다.

골수 액의 검사 결과를 보면 이상상태이기는 한데 패턴이 어떤 교원병에도 속하지 않는 모양이라고 합니다. 그리고 현대의학으로는 고칠 수 없다는 것입니다. 아마 나이가 들면 지금보다 더 안 좋아지기 때문에 지금이 가장 상태가 좋은 거라고 생각해야 할 것 같다는 말도 들었습니다. 이런 병에 처방하는 약은 스테로이드입니다. 스테로이드 정도의 약밖에 없는 것 같습니다. 그 때문인지 전신이 부어올랐습니다. 습진이라 더 힘들었죠. 아오모리에 좋은 의사가 있다고 해서 예약을 하는데 만도 1년이 걸렸지만 진찰을 받아 보았습니다. 지푸라기라도 잡는 심정이었습니다. 좋은 것이 있다면 무엇이든 해볼 각오였습니다.

그때까지 사용해 본 건강보조식품은 수를 셀 수 없을 정도입니다. 효소욕을 알기까지 6년간은 증상은 나아지지 않는 상태 그대로 이 병원, 저 요법을 찾아 헤매는 그런 나날들이었습니다.

이제 효소욕을 시작한 지 곧 2년입니다. 저의 상태가 너무 심한 것을 본 이웃사람이 권해 주었습니다. 저는 이미 나으려는 희망은 포기하고 있었지만 바로 가보았습니다. 직원이 저의 상태를 보고 조금 놀란 것 같았지만 '오늘 내일 바로 낫지는 않겠지만 시간을 두고 해보면 나을 수 있습니다'라고 이야기해 주었습니다.

그렇게 시작했는데 몸속의 상태는 알 수 없지만 피부는 눈에 보이기 때문에 알 수 있습니다. 1년이 걸렸지만 습진은 없어졌습니다. 습진이 심했던 부분은 흉터가 조금 남아 있는 정도입니다. 시작하고 3일째 가려움은 없어졌습니다. 그리고 체중이 매달 1kg씩 4달 만에 4kg가 빠졌습니다. 전신의 부종이 빠진 것입니다. 손목과 발목의 부종은 6개월 때부터 빠지기 시작하더니 지금은 완전히 없어졌습니다. 전에는 가위 바위 보를 할 수 없을 정도로 손가락이 부어 있었는데 지금은 할 수 있습니다. 다리의 통증은 아직 조금 있습니다. 가장 심할 때의 3할 정도이지만 지팡이 없이 걸을 수 있습니다.

효소욕에 다니고 있다는 것을 대학병원의 담당의에게도 이야기해 두었습니다. 습진은 없어지고 검사 수치도 점점 좋아지고 있어서 담당의는 '효소욕이 이렇게 효과가 있는 건가' 하고 의아하게 생각하고 있습니다. 지하철에서 심한 아토피를 앓고 있는 사람들을 보면 꼭 효소욕을 알려 주고 싶습니다. 어쨌든 포기하면 안 됩니다. 반드시 출구는 있다는 것을 큰소리로 외치고 싶습니다.

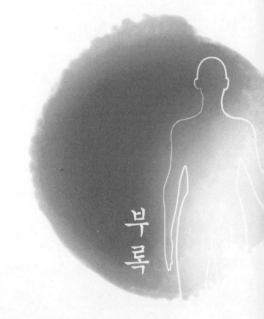

부
록

미생물이 만드는 기적의 세계

※ 이 부분은 우리나라 과학적인 효소욕의 효시인
국내 미생물찜질 특허권자, 동화스님이 썼습니다.

우리나라의 효소욕,

미생물찜질

우리는 수많은 미생물과 함께 생활하고 있다. 이 미생물 중에는 우리에게 이로운 것도 있고 해로운 것도 있으며 아무런 영향을 주지 않는 것도 있다. 우리 몸의 면역기능을 유지하게 하는 것도 미생물이고 면역을 깨뜨리는 것도 미생물이다. 미생물을 이용한 찜질이라는 것은 이러한 미생물 중에 인체에 이로운 물질을 만들어내는 것만을 골라내고 그것을 이용하여 쌀겨를 발효시키는 것이다.

사실 효소욕이라는 것은 전통적인 민간요법으로 옛날부터 일상에서 사용되었다. 거름으로 사용하는 두엄으로 관절염과 요통을 치료해 왔던 것이다. 이러한 원리를 더 과학적으로 다듬을 수 없을까 하는 생각에 미생물을 이용한 찜질을 개발하게 되었다. 물론 쉬운 작업은 아니었지만 수많은 실험을 한 결과 일관성 있게 발효를 일으킬 수 있는 방법을 찾아낸 것이다. 그리고 지난 10여 년간 실제로 건강에 문제가 있던 많은 사람들이 이 미생물찜질을 통해 건강을 회복하고 마음의 안정을 찾을 수 있었다.

미생물찜질이란 무엇인가?

효소욕은 말 그대로 효소로 목욕을 하는 것이다. 일본의 효소욕이 쌀겨가 발효할 때 발생하는 열에 중점을 두었다면 미생물찜질은 그 발효를 일으키는 미생물을 분석하여 우리 몸에 이로운 미생물을 골라내 그것을 배양하고 이용하는 것이다.

따라서 이 미생물찜질은 과학적인 과정을 따른다. 발효를 담당하는 미생물 중에서 특별히 인체에 유익한 기능을 하는 미생물을 골라내 그 미생물을 배양액 1g에 10억 마리 이상 배양한다. 이것이 30kg 이상 만들어지면 인체에 유익한 미생물이 30조 마리 이상이 된다.

이것을 물 150kg에 풀고 600kg 정도의 쌀겨나 톱밥에 넣은 다음 발효시키는데, 발효가 최고조에 이르면 온도가 60도까지 올라간다. 어릴 적 볏짚을 쌓아둔 거름이나 두엄에서 한겨울에도 수증기가 피어오르면서 열이 나는 것을 본 적이 있을 것이다. 이처럼 발효가 진행되면 열이 나는데 이 발효열과 미생물의 대사 작용 시 발생하는 이로운 효소, 비타민, 생명에너지를 이용하여 찜질하는 것이다.

그렇다면 어떻게 효소로 찜질을 하는 것일까?

일반적으로 찜질하면 몇 년 전부터 한창 대중화된 찜질방이나 목욕탕의 사우나가 떠오를 것이다. 하지만 찜질에도 종류가 있다. 온도가 80도 가까이 되지만 내부가 건조해서 30분 이상, 1시간도 앉아 있을 수 있는 찜질방이 있는가 하면, 온도가 체온보다 약간 높은 45도만 되어도 들어갈 수조차 없는 온탕이 있다. 온탕에 들어가는 것은 보통 목욕이라고 말하지만, 몸에 뜨거운 열을 가한다는 점에서 찜질이라고 말할 수 있다.

사실 피곤하거나 몸이 여기저기 쑤실 때 가장 흔하게 사용하는 방법은 온탕에 몸을 푹 담그는 것이다. 그러면 뭉쳤던 근육이 풀리고 긴장했던 신경이 이완되어 편안하게 쉴 수 있기 때문이다. 하지만 일반 사우나나 찜질이 몸에 단순히 열을 전해주는 것에 그치는 것과 달리, 미생물찜질은 미생물의 생명활동 시 생명열 혹은 생명에너지로서 인체에 가장 편안하면서도 충분한 열을 전달할 수 있는 온도로 몸과 마음에 휴식을 준다. 그리고 실제로 몸에 필요한 여러 가지 효소와 미네랄, 비타민 등을 피부에 직접 공급하기 때문에 다른 찜질이나 목욕법과는 차이가 있다.

Tip **배양액(培養液)**

식물이나 미생물, 배양 세포를 기르는 데 필요한 영양소가 들어 있는 액체

배양(培養)

인공적인 환경에서 동식물 조직의 일부나 미생물 등을 기르는 것

미생물찜질의 원리

미생물찜질의 원리는 '발효'에 의한 생명에너지의 공급이라고 생각하면 된다. 미생물찜질은 전기나 가스에 의한 인위적인 열이 아닌 미생물의 체온과 미생물이 쌀겨를 발효시킬 때 만들어지는 발효열, 대사 작용만을 이용하는 것이다. 그리고 그때 만들어지는 효소와 미생물이 우리의 몸에 작용해 피부 노폐물이나 땀, 독소 등을 분해하고 혈액 순환을 좋게 하며 각 세포의 움직임을 원활하게 돕는다. 즉, 미생물찜질의 가장 큰 원리는 바로 미생물에 의한 발효현상이라고 할 수 있다.

발효란 무엇일까?

앞서 효소에 대해 설명할 때 잠깐 설명한 발효에 대해 더욱 자세히 알아보자. 발효란 간단히 말해 미생물이 가지고 있는 효소를 이용해 유기물을 분해시키는 과정이다. 이러한 과정을 우리는 부패라고도 부르는데, 발효와 '부패'의 차이는 단 하나, 그 결과물이 인체에 이로우냐, 해로우냐 뿐이다. 즉, 우리의 생활에 유용하게 사용되는 물질이 만들어지면 발효라 하고, 악취가 나거나 유해한 물질이 만들어지면 부패라고 한다.

이러한 발효에서 핵심적인 역할을 하는 것은 미생물이다. 미생물은 이름 그대로 아주 작은 생물로 살아 있는 생물의 최소 단위라고 생각할 수 있다. 효모나 바이러스, 각종 세균들이 바로 미생물이다.

미생물은 인간의 생활과 뗄레야 뗄 수 없는 밀접한 관계이며 우리의 피부와 체내에도 수없이 많은 미생물이 살고 있다.

우리 몸에는 음식물이나 공기를 통해 무수히 많은 미생물이 들어오며, 장내에 살고 있는 장내세균만 해도 그 무게가 어마어마하다. 이렇게 어마어마한 미생물 중 인간에 이로운 것을 가려내 발효에 이용한 미생물찜질은 크게 두 가지 장점이 있다. 바로 발효열과 우리에게 꼭 필요한 효소가 만들어지는 것이다.

발효열은 우리 몸을 건강하게 한다

발효열은 생명체의 대사작용시 발행하는 진동에 의해 생긴 것으로 인체에 가장 편안하게 전달된다.

미생물찜질의 찜질 재료는 55~65도 정도로 상당히 높은 온도이지만 사람의 피부에 닿는 체감온도는 40~43도 정도다. 이것은 찜질재료인 쌀겨의 수분을 20~30% 정도로 조절하여 실제로 인체가 느끼는 온도는 가장 편안하게 느낄 수 있는 40도 정도가 된다. 건식 사우나에서는 100도가 넘어도 견딜 수 있지만 습식사우나에서는 70도 정도만 되어도 견디기 어려우며 물은 50도 가까이만 되어도 사람이 들어갈 수 없다는 것을 떠올리면 이해하기 쉬울 것이다.

여기서 중요한 것은 미생물찜질의 실제 온도가 55~60도 이상이라는 것이다. 미생물찜질 욕조에 누워 있으면 그다지 뜨거움을 모르지만 실제 온도는 체온보다 20도 가까이 높다. 이 열은 다른 곳으로 빠져나가지 않고 서서히 몸속으로 전달된다. 그러면 인체는 36도의 항상성을 유지하기 위해 혈액 순환이 촉진되고 대사 작용이 빨라진다.

미생물찜질이 다른 찜질, 사우나와 다른 점은 바로 이것이다. 일반 사우나나 찜질은 체감온도가 높기 때문에 피부 표면에서 바로 땀이 나오고 호흡이 가빠지지만 미생물찜질은 열이 천천히 스며들기 때문에 내장 깊숙한 곳까지 열이 전달되는 것이다.

이렇게 상승한 체온은 40도 가까이가 되는데 그러면 정상체온인 36도에서는 분해되지 않던 지방질이 분해되고 노폐물이 혈액 순환 속도와 더불어 땀과 함께 인체 밖으로 배출된다. 이러한 작용으로 막혔던 혈관이 뚫리고 어혈로 굳어진 조직이 풀어지며 피가 통하지 않던 깊숙한 곳까지 전달되어 대사 활동이 촉진되므로 세포는 힘을 얻고 젊어지는 것이다.

Tip   미생물 찜질의 열 전달

미생물 찜질은 인체가 요구하는 조건과 일치되게 디자인 된 생명이 만들어 내는 안정적인 열로서 사람은 미생물 찜질을 하면 장애가 없는 충족감 속에서 의식적으로 혹은 무의식적으로 가장 편안한 상태에 다다를 수 있다. 사람의 몸은 이러한 상태가 되면 55도에서 60도 가까이 되는 높은 열도 큰 장애 없이 받아들여 몸 속 깊은 곳까지 전달하게 된다.

이러한 혈액순환과 대사 작용의 물리적인 순환뿐만 아니라 발효열은 체내의 화학반응도 빠르게 만들어 준다. 신체의 화학적인 작용이란 단백질이나 탄수화물 등의 영양소가 제대로 분해되어 몸에서 쓸 수 있는 형태로 만들어져 제때 소비되는 것을 말한다. 그리고 앞서 살펴본 대로 이러한 분해, 생산 작용을 하는 것은 바로 효소이다.

발효 시 고열을 내는 바실러스 균은 온도가 60도 이상 올라가면 스스로를 방어하기 위해 세포막을 두텁게 하고 세포막을 감싸는 바실러스신이라는 효소를 생산한다. 이 바실러스신은 인체에 유익한 작용을 하는 천연 항생물질이다. 그리고 발효원료인 쌀겨와 각종 미생물들이 활성화되어 피부를 통해 열과 함께 인체에 흡수된다. 이러한 효소 작용에 의해 몸 안의 노폐물이 배출되고 피가 맑아지며 면역력이 강해지는 것이다.

효소의 6대 생리작용

효소가 우리 몸에 주는 영향은 크게 6가지이다.

1. **소화흡수작용** : 음식물은 입에서 잘게 부숴지면서 침에 의해 소화가 시작되며 위, 소장을 거쳐 각종 영양분은 분해, 흡수되고 필요 없는 부분은 밖으로 배출된다. 이때 소화되어 각 장기를 지나는 음식물을 분해, 흡수하여 필요한 곳까지 전달하는 작용을 한다.
2. **분해, 배출작용** : 각종 질병과 질환, 기타 세포의 기능상실 원인인 우리 몸속의 노폐물을 분해, 또는 전환시켜 땀, 소변 등을 통해 몸 밖으로 밀어내는 기능을 한다.
3. **항염, 항균작용** : 세포가 손상되었을 때 병원균이 염증을 일으키

는데 이때 외부로부터 유해균에 대응하는 백혈구의 활동을 도와 상처 입은 세포를 치유하는 작용을 한다.

4. 해독, 살균작용 : 외부 또는 인체 자체에서 생성된 독소를 분해, 배설한다.

5. 혈액정화작용 : 혈액 속의 노폐물과 염증을 일으키는 원인균을 분해, 배설하는데 이때 혈액 속의 콜레스테롤을 녹여 피의 흐름을 좋게 하는 작용을 한다.

5. 세포부활작용 : 효소는 세포의 대사 작용을 촉진시켜 노화된 세포 대신 새로운 세포를 만들어낸다. 이것은 결국 우리의 젊음을 유지시켜 준다.

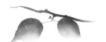

Tip **콜레스테롤** *cholesterol*

고등 척추동물의 뇌, 신경 조직, 부신(副腎), 혈액에 많이 들어 있는 대표적인 스테로이드. 광택이 있는 하얀 비늘 모양 결정으로, 물·산(酸)·알칼리에 녹지 않고 알코올·아세톤에는 녹는데, 몸 안에서 다른 물질에 피가 녹지 않도록 혈액세포를 보호하여 준다. 하지만 혈액 중 이것의 양이 많아지면 침전물로 변해 동맥경화증이 나타난다.

부신(副腎)

좌우의 콩팥 위에 있는 호르몬샘. 피질(皮質)과 수질(髓質)로 나뉘어 있어서 피질에서는 부신 피질 호르몬을 분비하고, 수질에서는 부신 수질 호르몬을 분비한다.

2

미생물찜질의 대표적인 효과

건강의 핵심 키워드는 바로 순환이다. 인체는 순환이 잘 이루어진다면 면역체계가 충분히 제 기능을 하기 때문에 다른 질병이나 질환에 대항해 자기 방어를 할 수 있다. 그런데 몸에 활성산소를 만들거나 해독과정을 거쳐야 하는 음식물을 먹거나 자세가 구부정하여 골격이 틀어지면 인체에 순환이 잘 일어나지 않는 부분이 생기게 된다. 그 부분은 신체의 다른 곳까지 영향을 미쳐 결국에는 전체적인 면역체계를 약화시키고 삶의 활력이나 의욕 등 정신적인 건강에도 영향을 미치는 것이다.

미생물찜질은 인체의 세포 깊숙히 열과 효소를 전해 줌으로써 각 세포와 기관이 활발히 기능할 수 있도록 하고 이것은 전체적으로 혈액, 신경, 호르몬의 순환을 원활하게 해 부분적인 치료가 아닌 근본적인 건강을 되찾아 준다.

혈액의 순환

우리가 몸을 움직이고 활동하고 생각할 수 있기 위해 가장 기초적인 것이 바로 음식물을 통한 영양의 공급이다. 입을 통해 인체에 들어온 음식물은 각종 작용에 의해 잘게 분해되어 흡수되어야 한다. 이렇게 소화된 음식물은 혈액에 들어가 혈관을 통해 각종 세포가 영양을 필요로 하는 곳까지 이동된다. 이것을 혈액의 순환이라고 하는데, 혈액이 잘 순환하기 위해서는 혈관이 막힌 곳이 없어야 하고 혈액이 오염되지 않아야 하며 피가 끈적끈적하거나 너무 묽지 않아야 한다.

앞서 잠깐 보일러 이야기를 했지만 기름이 보일러 안에서 잘 순환하지 못하면 보일러는 제 능력을 발휘하지 못하다 이내 멈춰버리고 말 것이다. 이렇듯 혈액순환은 우리 건강에 직접적인 영향이 있으며 현재 한국인 사망원인 1, 2위를 다투는 심혈관계질환이나 고혈압과 같이 위험한 질병은 모두 혈액순환에 문제가 발생한 것이다.

미생물찜질은 바로 혈관을 튼튼하게 하고 피가 뭉친 혈전을 녹이는 효소를 생성함으로써 맑은 피가 건강하게 몸속을 순환할 수 있도록 도와주는 역할을 한다.

신경의 순환

미생물찜질은 감각기관과 반응의 핵심인 신경이 순환하는 속도를 빠르게 한다.

신경은 생명이라고 할 수 있을 만큼 인체에 일어난 모든 작용을 인지하게 하고 조절하는 작용을 한다. 그러므로 신경이 막히면 그 신경과 연결된 인체의 장기 부분은 그 기능을 수행할 수 없게 되어버린다. 신경이 막히면 혈액순환이 안 되어 결국 병이 생겨 죽음에 이른다. 흔히 사고를 당해서 수술을 할 때 '신경'이 다쳤다고 하면 일반적으로 의사들이 굉장히 위험한 상황이라고 말했던 것을 떠올리면 쉽게 이해할 수 있을 것이다. 이렇게 중요한 신경의 핵심도 역시 활발한 순환이다.

먼저 신경계에 대해 알아보자. 신경계란 몸 안팎에서 일어나는 자

극을 빠르게 전달하여 그에 대해 반응하는 기관으로 이러한 작용을
하는 특수한 세포인 신경세포로 구성되어 있다.

이 신경세포에는 뉴런이라고 하는 신호전달 기본 세포와 글리아
세포(glian cell)라는 보조 기능 세포가 있다. 일반적으로 신경세포라
고 할 때는 단순히 뉴런만을 가리킨다.

뉴런이란, 세포 본체가 되는 핵이나 미토콘드리아 등이 있는 신경
세포체와 거기서 뻗어 나온 돌기로 구성되어 있다. 이 돌기는 수상
돌기와 축색돌기 두 가지가 있는데, 둘 다 섬유 형태로 뻗어 있으며
특히 축색돌기는 매우 가늘고 길게 뻗어 있다. 때문에 축색돌기를
흔히 신경섬유라고 한다. 신경은 여러 가지 의미로 쓰이지만 보통
이러한 신경섬유의 다발을 말한다.

신경섬유가 환경변화에 대한 정보를 중추에, 그리고 중추로부터
의 명령을 말초에 전달하는 과정은 베일에 싸여 있었지만 최근 상세
하게 밝혀졌다. 실험 결과에 따르면, 신경섬유가 어떤 정보나 자극
을 전달하는 과정은 그 정보 또는 자극의 종류에 관계없이 모두 동
일한 하나의 전기화학적 변화에 의한다고 한다. 신경섬유 속에서 이
러한 전기화학적 변화가 일어나면 신경이 흥분한 것이다.

신경중추에서는 여러 개의 신경세포 본체가 서로 가까이 접근하
고 있는데, 신경흥분이 신경섬유의 끝까지 가면 신경섬유 끝에서
아세틸콜린이 분비된다. 이 물질이 다음 신경세포에 확산되어 도착
하면 그 곳에 다시 활동전위를 일으켜서 한 신경세포의 흥분이 다
음 신경세포로 전도된다. 아세틸콜린과 같이 신경흥분을 전도하는
물질을 화학전달물질이라고 하는데, 아세틸콜린 이외에도 여러 가

지가 알려져 있다. 그 종류는 신경의 종류에 따라 다른 것으로 추측된다. 이와 같은 흥분전도 과정을 거쳐 말초에서 받아들인 자극은 중추에 도달되고, 중추에서는 몇 개의 신경세포 중추를 거쳐 다시 말초로 전달된다.

물론 그 과정은 실제로 복잡하게 일어나지만 단순하고 간단하게 이해할 수 있다. 우리는 멀리서 우리에게 날아오는 공을 보면, 순간적으로 피하려고 한다. 이것은 중추와 말초에 있는 무수한 신경세포와 조직들의 협동작업에 의해 가능한 것이다. 그리고 이러한 정보의 상호교환이 활발하고 정확하게 이루어져야 몸의 각 부분이 제 기능을 할 수 있다. 만약 공이 날아온다고 시신경이 뇌에 전달했는데 뇌는 나비가 날아온다고 받아들였다면 어떻게 될까?

이렇게 중요한 신경의 유통이 원활하기 위해서는 여러 가지 조건이 있지만 가장 기본적인 것은 곧은 척추와 바른 골격이다. 미생물 찜질을 할 때는 평편한 바닥에 척추를 바르게 하여 허리가 바닥에 닿게 눕는다. 신체가 가장 편안하고 안온한 상태에서 하는 것이기 때문에 신경의 순환이 가장 활발할 수 있도록 도와준다.

호르몬의 순환

호르몬의 중요성에 관해서는 한번쯤 들어보았으리라 생각한다. 호르몬은 인체의 순환에 결정적인 역할을 한다고 이해하면 된다.

봄이 되면 새싹이 돋아나고 꽃이 피는 것과 같이 시간과 조건에 따라 인체에도 변화가 일어난다. 어린아이에서 어른으로 성장함에 따라 나타나는 호르몬의 변화, 장년이었다가 노년이 되면 일어나는 호르몬의 변화, 마음의 긴장과 이완에 따라 나타나는 호르몬의 변화 등에 의해 우리도 변화하는 것이다.

또한 호르몬은 인체의 항상성, 즉 체온과 혈당량 등을 일정하게 유지하게 해준다. 예를 들면, 사람의 혈당량은 100m*l*당 약 100mg으로 유지되고 있으며, 체온은 하루 동안에 1도 이내밖에 변동하지 않는다. 또한 체내의 수분이나 염분 양을 일정하게 유지하는 데도 호르몬의 역할은 크다.

이러한 호르몬의 변화와 순환은 신경의 반응에 연관되어 있는데 신경의 순환속도가 빨라짐에 따라 호르몬 분비도 활성화되는 것이다.

면역력을 높이는 미생물찜질

결과적으로 위와 같은 순환이 잘 이루어지면 우리 몸은 외부의 세균이나 질환에 대항할 수 있는 힘인 면역력이 높아져 건강한 상태를 유지할 수 있다. 면역력이 높아지면 신체에 강한 세균이 들어와도 질병에 걸리지 않으며 어딘가에 다쳤더라도 금방 회복된다.

면역을 구체적으로 설명하면, 태어날 때부터 지니고 있는 선천면역과 후천적으로 생활 등에 적응되어 얻어지는 획득면역으로 나눌 수 있다. 선천면역은 자연면역체계로 세균이나 독소 따위가 몸속으로 들어오지 못하게 하는 피부, 점액(콧물이나 눈물), 위액, 혈액 속의 보체 등이 있다. 균을 잡아먹는 대식세포(macrophage)와 다형핵백혈구(polymorphonuclear leukocyte), 감염세포를 죽일 수 있는 K세포도 이에 속한다. 실제로 대부분의 감염은 이러한 선천면역체계에 의해 방어된다.

이와 다르게 획득면역은 예방주사를 생각하면 된다. 예방주사는 알다시피 질병의 원인이 되는 균을 몸속에 약간 투입하는 것이다. 우리 몸은 한번 침입한 항원을 기억해 다음에 같은 항원이 들어오면 그것을 제거할 수 있는 능력이 생기는데 이것을 획득면역이라고 한다.

그리고 이러한 면역력을 최종적으로 관장하는 것은 자율신경인데, 면역력이 높기 위해서는 자율신경이 안정적으로 기능하고 있어야 한다. 즉, 교감신경과 부교감신경의 균형이 잡혀 있어야 하는 것이다. 이 균형 속에서 면역을 실제로 담당하는 림프구는 부교감신경의 지배 하에 있는데 부교감신경이 우위가 되면 림프구는 증가한다. 스트레스를 받으면 면역력이 떨어진다고 하는데 그것은 스트레스가 교감신경을 흥분시키기 때문이다. 교감신경이 흥분하여 우위가 되면 몸은 긴장되고 혈액순환도 나빠진다. 반대로 부교감신경을 자극하면 림프구가 증가해서 면역력이 향상된다.

좀 더 구체적으로 말하면 면역력이 떨어진 상태라는 것은 들어온 물질이 적인지 아군인지 구별이 확실하게 되지 않는 것을 말한다. 이것은 림프구가 적어 놓치는 것이 많거나 또는 들어온 물질이 적인지 아군인지 잘 알아차리지 못하기 때문이다. 이 표시를 잘 나타나게 하는 역할을 하는 것이 조직적합성항원으로 이것은 동물 세포 표면에 각 종류에 따라 특징적으로 존재하는 단백질이며 개체의 특징을 만들어주는 역할을 한다. 그래서 외부적 내부적으로 자기가 아닌 물질을 구별하여 신체를 보호하는 것이다.

이 조직적합항원을 만들기 위해서는 많은 비타민과 미네랄이 필요하다. 미생물점질은 발효과정에서 이 물질들을 풍부하게 만들어 내 체내에 공급해 주기 때문에 직접적으로 신체의 면역을 강화해 주는 것이다. 그리고 심신을 편안하게 만들어 부교감신경의 활동을 높이기 때문에 스트레스 등으로 흐트러졌던 자율신경의 균형을 잡아 조직접합항원을 만들어내는 역할도 하는 것이다.

Tip   **보체**(補體)

동물의 혈청 가운데 효소와 같은 작용을 하는 물질. 항체와 협력하여 균을 죽이고, 녹이고, 먹고, 굳어진 피를 녹이는 것에 관여한다.

혈청(血淸)

피가 엉기어 굳을 때에, 세포막질이 혈액세포를 싸고 만들어지는 검붉은 덩이에서 분리되는 황색의 투명한 액체. 면역 항체나 각종 영양소, 노폐물을 함유한다.

림프구 lymph球

백혈구의 하나로, 골수와 림프 조직에서 만드는 둥근 세포. T림프구와 B림프구로 나뉘며, 면역 반응에 직접적으로 작용하고, 지라와 림프샘에서 분열·증식한다.
림프구는 성인의 혈액에서는 전체 백혈구 수의 25~38%를 차지하며 신생아는 비교적 수가 많아 50%에 달한다.

이제 효소로 목욕을 하자!

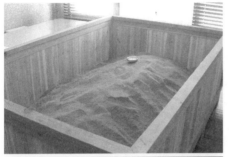

ㄱ) 배양중인 효소

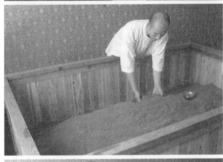

ㄴ) 쌀겨를 고르는 중

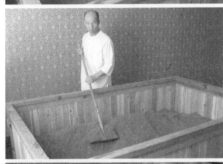

ㄷ) 누울 자리를 평편하게 고른다.

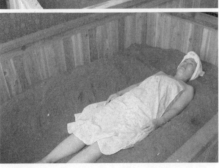

ㄹ) 허리를 반듯하게 하고 눕는다.

※ 사진은 대전광역시 탄방동에 위치한 미생물찜질 업체 'm2-slim'에서 제공 하였습니다.
(TEL : 042-488-7070)

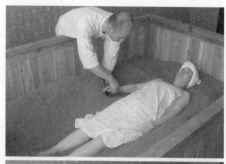

ㅁ) 쌀겨를 천천히 덮는다.

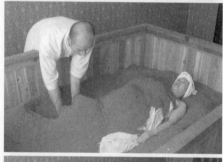

ㅂ) 온 몸을 골고루 덮는다.

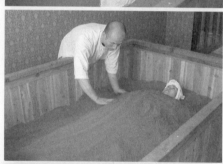

ㅅ) 온 몸을 완전히 덮는다.

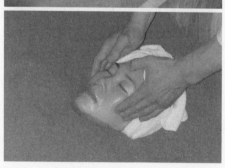

ㅇ) 땀이 나기 시작한다.

1. 미생물 배양이 완성된 쌀겨에는 인체에 유익한 효소, 아미노산, 비타민 등이 가득하고 온도는 55~65도 정도이다.
2. 완성된 미생물찜질 욕조에 쌀겨를 담고 사람이 편안히 누울 수 있도록 쌀겨를 판다.
3. 속옷을 입어도 상관없으나 가능하면 알몸으로 욕조에 눕는다. 효소와 비타민 등이 피부로 직접 흡수되기 때문이다. 도와주는 사람은 차분하면서도 빠르게 10~20cm 정도의 두께로 몸을 덮는다. 필요하다면 얼굴에 가제수건을 덮고 호흡기인 코만 남겨둔 채 얼굴 전체를 덮을 수도 있다. 만약 폐쇄공포증이 있는 사람이라면 얼굴을 덮지 않아야 한다.
4. 미생물찜질을 할 때는 전문가나 미생물찜질에 관한 교육을 받은 사람이 곁에서 지켜보아야 한다. 미생물찜질 시작 후 10분 정도가 지나면 땀이 나기 시작하는데 이때 얼굴을 잘 닦아주어야 한다.
5. 미생물찜질을 처음 시작할 때는 15분이 넘지 않도록 하며 이후부터 체력에 따라 시간을 조절한다. 15분이라고 제한 하는 이유는 그 시간이 체내에 열이 충분히 전해지는 시간이기 때문이다.
6. 미생물찜질이 끝나면 쌀겨를 욕조에서 털지 말고 그대로 나와 샤워할 때 마사지하듯 문지르면 피부미용에 좋다.

미생물찜질의 원료

미생물찜질에 사용된 쌀겨(미강)는 벼의 껍질인 왕겨를 벗겨내면 현미 상태의 쌀이 나오는데, 이 현미를 우리가 주로 먹는 9분도, 10

분도의 상태로 도정하는 과정에서 떨어져 나온 부분이다. 즉, 현미의 핵심 영양소인 쌀눈이 들어 있다.

발효 해독에 사용된 쌀겨인 바실러스 균은 과학적인 검증 결과, 인체에 필요한 영양소의 분해를 촉진하며, 인체에 부적합한 노폐물을 유익한 물질로 변환하는 능력이 있다.

특히 바실러스 균이 고온으로 발효되는 과정에서 발생하는 천연 항생물질인 바실러스신은 인체의 면역력을 높이고 잡균을 제거하는 중요한 역할을 한다.

발효과정

미생물을 이용한 미생물찜질의 원료를 만드는 과정은 다른 발효과정과 차이가 있다. 일단 미생물찜질을 하려는 사람의 목적에 맞는 미생물을 자연 상태에서 분리해 40~65도에서 3일간 배양한다. 이렇게 균을 배양하여 발효매질에 접종하는데, 발효매질이라 함은 미생물찜질 시 사용되는 물질로 완전한 액체도 완전한 고체도 아닌 반죽상태의 물질을 말한다.

본 미생물찜질에서 쌀겨를 발효시킬 때 사용하는 용기는 대체로 가로 2~2m 30cm, 세로 1~1m 50cm 크기를 사용하나 인체의 크기에 따라 적절히 크기를 선택할 수 있다. 발효조에서 가능한 한 누운 상태로 찜질하는 것이 좋으며 찜질시간은 15~20분이 적절하나 건강상태에 따라 적절히 조절할 수 있다.

발효 시에 사용되는 고온발효 미생물은 효모, 바실러스 속, 락토

바실러스 속, 스트렙토코커스 속 및 방선균 등이 사용될 수 있으며, 바람직하게는 이들 미생물의 혼합배양액이 사용된다. 각 미생물의 양을 조절함으로써 어떤 발효가 일어날 것인지를 디자인할 수 있으며 이것이 미생물찜질의 가장 큰 장점이라고 할 수 있다.

　　각 미생물의 역할을 간략하게 설명하면 바실러스 속, 락토바실러스 속, 스트렙토코커스 속의 미생물은 우리가 흔히 유산균이라고 부르는 것들이다. 유산균은 장내세균의 하나로 대표적인 유익균이다. 유산균은 유해균이 자라지 못하도록 억제하며 면역을 조절하고 배변을 돕는 중요한 역할을 한다.

Tip　방선균(放線菌)

흙 속이나 마른풀 따위에 붙어사는, 세균과 곰팡이의 중간적 성질을 가진 미생물. 균사(菌絲)와 같은 것을 사방으로 내놓으면서 퍼진다.

미생물찜질 시 주의해야 할 사항

1. 미생물찜질 전에 따뜻한 물을 한 컵 마시자. 탈수 를 막아준다.

2. 식사를 했다면 한 시간 이상 지나서 미생물찜질을 하고 미생물찜질 후에는 한 시간 이상 지나서 식사를 조금만 하라.

　이유 : 식사 한 지 한 시간이 지나지 않았다면 위의 음식물을 소화

시키기 위해 신체의 피가 위에 몰려 있을 것이다. 그런 상태에서 찜질을 하게 되면 위에 열이 차서 답답해진다. 그렇기 때문에 충분히 소화가 된 후에 미생물찜질을 하는 것이 좋다. 또한 미생물찜질을 하고 나면 신체의 순환이 빨라져 있는 상태인데 이때 식사를 하게 되면 운동한 후에 몸이 안정되기 전에 음식을 먹는 것과 같이 소화를 시키는데 위가 안정적으로 활동하지 못한다.

3. 미생물찜질은 15~20분 사이가 가장 적당하다.

4. 임의로 하지 않는다. 반드시 전문가의 도움을 받아 찜질하라.

이유 : 미생물찜질을 할 때는 반듯한 자세가 중요하다. 쌀겨를 파고 누워서 덮는 과정에서 자세가 불안정하면 체내의 순환이 제대로 이루어지지 않는다. 그렇기 때문에 신체의 구조를 잘 알고 있는 미생물찜질 전문가의 도움을 받는 것이 중요하다. 전문가의 도움을 받아 쌀겨바닥을 평평하게 하고 허리가 땅에 닿게 하여 가장 편안한 자세로 누워야 한다. 그래서 미생물찜질의 온도와 에너지를 충분히 느낄 수 있도록 해야 한다.

5. 1일 2회 이상 찜질하지 않는다.

이유 : 사람에 따라 차이가 있지만 미생물찜질은 신체의 순환을 빠르게 도와주는 것이기 때문에 1일 2회 이상 하면 몸이 그 변화를 제대로 받아들이지 못하고 탈진할 가능성이 있다.

6. 찜질 후 몸에 묻은 쌀겨와 땀은 미생물찜질 통 속에 털지 말고 통 밖에서 솔로 털고 샤워한다. 그대로 남겨둔 채 몸을 문질러 마사지하며 씻는 것도 좋다.

7. 찜질 후 절대로 찬물로 목욕하거나 찬바람을 쏘이지 마라. 모공이 열려 있는 상태여서 감기가 들거나 몸이 냉해진다.

8. 찜질, 샤워 후 땀을 잘 말리고 특히 머리카락을 잘 말려라.

9. 찜질, 샤워 후 스킨, 로션 등 일체의 화장품을 사용하지 말라. 이미 미생물찜질을 통해 피부에 좋은 효소가 흡수되어 피부가 최상의 상태이므로 화장품이 필요하지 않다. 오히려 화장품에 들어 있는 좋지 않은 성분이 흡수될 가능성이 있다.

10. 음주 후, 임신부, 피부에 상처나 염증이 심한 사람, 수술한 지 얼마 되지 않은 사람, 병원에서 찜질을 금한 사람, 심한 질병이 있는 사람, 극히 허약한 사람, 중풍이 진행되고 있는 사람, 전염성 질환이 있는 사람은 찜질을 금하거나 상의하라.

처음 효소욕에 대해 알게 된 것은 2005년 초반입니다. 다음카페의 '통나무집을 만드는 사람들'의 한 회원이 쌀겨를 발효시킨 재료로 찜질을 해서 부인의 병이 나았다는 것입니다. 그러나 당시에는 또 새로운 민간요법이 하나 나타났는가보다고 생각하고 그다지 관심을 갖지 않았습니다. 20대 후반부터 주위에서 서의학, 이소가이요법, 야채스프 등 여러 가지 민간요법을 접할 기회가 많아서 별로 신선하게 느껴지지 않았던 것입니다.

그러던 어느 날 카페의 다른 회원과 차를 마시게 되었습니다. 그는 자신이 운영하는 가게에 효소욕을 설치해 보려 한다고 했습니다. 그런데 일본에서 도입해서 분양하는 업체에서 너무 많은 설치비를 요구해서 망설이고 있었습니다. 그래서 일본 쪽 자료를 찾아보기로 했습니다. 일본의 관련 사이트 수백 개를 며칠 동안 검색했습니다. 일본특허청의 특허 자료들까지 찾아보니 효소욕에 대해 어느 정도 전체적인 윤곽이 파악되었습니다. 그렇게 관련서적을 검색하다 이 책을 알게 되었고 효소욕 입문서로 적합하다는 것을 알았습니다.

효소욕은 알면 알수록 흥미 있는 부분이 많았습니다. 다른 부작용 없이 건강을 좋게 하는 유용한 방법입니다. 온열요법에서는 체내온도를 42도로 유지하면 만병을 치유할 수 있다고 합니다. 보통 체온은 42도까지 올리는 것은 쉽지 않은데 효소욕은 체내온도를 무리 없이 올립니다. 대단히 유용한 민간요법이지만 아직 그렇게 널리 알려져 있지 않습니다. 그래서 주위 모든 사람들이 이용할 수 있도록 하면 좋겠다는 생각이 커졌습니다.

그렇게 효소욕에 대해 공부하면서 한 일본 사이트에서 우리나라 어딘가에 효소욕을 직접 분양했다는 글을 보고 우리나라 효소욕 관련 사이트들을 검색하게 되었습니다. 분양을 하는 업체가 몇 군데 있는데 일본의 프랜차이즈라고 이야기하는 곳도 있고 국내에서 자체 개발했다고 이야기하는 곳도 있었습니다. 그 자료들 속에는 '동화스님'이라는 이름이 자주 등장했습니다. 동화스님은 이미 오래 전에 'M2미생물찜질'이라는 이름으로 이것에 관한 특허를 취득하고 실행하고 있었습니다. 벌써 18년간 효소를 만드는 여러 미생물을 분석하여 인간에게 이로운 것만을 골라 발효에 이용하는 동화스님은 이 책을 번역하는 동안 궁금한 여러 가지에 대한 답변을 주고 글 전체를 감수해 주었습니다. 이 책은 효소에 대한 전문적인 내용보다는 효소욕의 개념을 소개하는 개론서입니다. 이 책이 작은 기폭제가 되어 건강에 유익한 미생물찜질(효소욕)이 많은 사람들에게 알려지고 그 혜택을 얻기를 바랍니다.

지은이 **오카자키 타모츠**

건강에 관련된 칼럼을 쓰고 건강 서적을 만드는 출판사 편집장. 《유방암》, 《간경변》, 《대장암》, 《전립선비대증·암》과 같은 도서를 편집, 출간하였다. 우연히 효소욕에 대해 알게 되어 직접 체험을 통해 효소욕의 확실한 효과를 확인하였다. 이것을 여러 사람에게 알리고자 효소욕에 대해 직접 취재하여 책을 펴냈다.

감수자 **동화스님**

국내 최초 과학적인 효소욕인 미생물찜질의 개발자. 서울대 농대를 졸업하고 불교에 입문하였으며 침술, 카이로프라틱, 지압 등 대체의학의 전문가이다. 여러 사람을 치료하면서 몸의 근본부터 회복시킬 수 있는 방법을 연구하였고 그래서 미생물을 이용한 발효찜질을 완성하게 되었다. 이 미생물찜질에 대한 유일한 특허권자이며, 현재도 미생물 찜질의 발전을 위해 연구하고 있다.

옮긴이 **정직상**

의식주의 자급자족을 통한 자연의 삶을 꿈꾸다 《짚 한오라기의 혁명》의 저자인 후쿠오카 마사노부의 자연농법에 깊은 감명을 받아 일본 농장을 방문했다. 자연농법을 더 깊이 알고 넓은 세상을 보기 위해 일본 메이지대학 농학부를 다녔다. 귀농의 필요로 익힌 집짓기에서 재능을 발휘해서 사람들에게 '로그아카데미'를 통해 통나무집 짓기를 가르치고 있다. 현재 카페 〈통나무 집을 짓는 사람들〉의 운영자로도 활동하고 있다.

●집에서 효소욕을 하는 방법

1. 효소욕통을 준비한다.

매질을 담아서 효소욕을 할 수 있는 나무통이면 좋다. 크기는 개인용의 경우 가로 120cm, 세로 220cm, 높이 70cm이다. 나무는 삼나무, 편백나무를 주로 사용하고, 표면은 꺼끌하지 않고 매끄러우며 깨끗해야 한다. 나무통은 목공소에 제작을 의뢰해서 만든다. 나무와 나무가 이어지는 부분에 빈틈이 생기기 않게 주의하여 만든다.

2. 매질을 준비한다.

매질은 미생물로 발효된 효소매질을 말한다. 매질은 미생물연구소에서 인체의 조건에 맞게 유익한 미생물을 디자인하여 1개월간 숙성, 배양시켜 일반인들에게 공급하고 있다. 매질이 필요한 경우는 동화스님에게 의뢰한다.

3. 관리 방법

미생물은 살아있는 섬세한 배양조건을 지켜야 한다. 매일 쌀겨와 수분을 보충하고 전체를 골고루 섞어주어야 한다. 한 번 관리하는 시간은 약 30분에서 1시간 정도 소요된다. 정해진 시간에 일정하게 관리해 주어야 한다.

4. 체험 방법은 부록 본문을 참조한다.

※ 집에서 개인이 만들어 사용할 때는 비용과 관리에 어려움이 많으므로, 예방이나 미용 차원에서 효소욕 체험을 원한다면 전문인들이 관리하는 업체를 이용하는 것이 더 경제적이다.

※ 미생물찜질 체험에 대한 문의
　　동화스님 : 011-9823-2024
　　정직상 : 011-9518-2693

●효소욕을 할 수 있는 곳

M2 생활

대구시 달서구 도원동

웹페이지 : www.m2life.kr

동화스님 : 011-9823-2024

대표 : 010-2883-0040

대구 성서점 053-593-6633
대구 칠곡점 053-326-6622
대구 시지점 053-795-6622
부산 해운대점 051-702-3370
김해 장유점 055-327-9988
울산점 052-265-0551
광주점 062-946-3888
천안점 041-579-0028

※ 아래 업체들은 동화스님의 미생물찜질 공법과
관련이 없음을 알려드립니다.

L&C 효소클럽

서울시 용산구 한남동 / TEL : 02-545-4580

미모리

서울시 강남구 논현동 / TEL : 02-3443-4712

웹페이지 : www.mimoribath.net

엔자임하우스

경기도 일산 주엽동 / TEL : 031-919-2259

웹페이지 : www.enzymehouse.com

한언의 사명선언문

Since 3rd day of January, 1998

Our Mission ─·우리는 새로운 지식을 창출, 전파하여 전 인류가 이를 공유케 함으로써 인류문화의 발전과 행복에 이바지한다.

─·우리는 끊임없이 학습하는 조직으로서 자신과 조직의 발전을 위해 쉼없이 노력하며, 궁극적으로는 세계적 컨텐츠 그룹을 지향한다.

─·우리는 정신적, 물질적으로 최고 수준의 복지를 실현하기 위해 노력하며, 명실공히 초일류 사원들의 집합체로서 부끄럼없이 행동한다.

Our Vision 한언은 컨텐츠 기업의 선도적 성공모델이 된다.

저희 한언인들은 위와 같은 사명을 항상 가슴 속에 간직하고
좋은 책을 만들기 위해 최선을 다하고 있습니다.
독자 여러분의 아낌없는 충고와 격려를 부탁드립니다.
· 한언 가족 ·

HanEon's Mission statement

Our Mission ─· We create and broadcast new knowledge for the advancement and happiness of the whole human race.

─· We do our best to improve ourselves and the organization, with the ultimate goal of striving to be the best content group in the world.

─· We try to realize the highest quality of welfare system in both mental and physical ways and we behave in a manner that reflects our mission as proud members of HanEon Community.

Our Vision HanEon will be the leading Success Model of the content group.